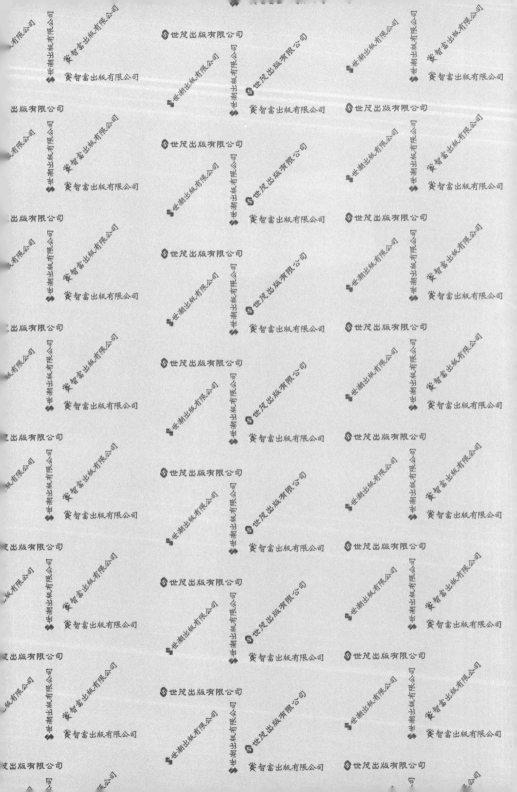

黑芝麻食療養生

明眼補虛，通便解毒，
調理體質永不老

暢銷書作家 李鴻奇◎著

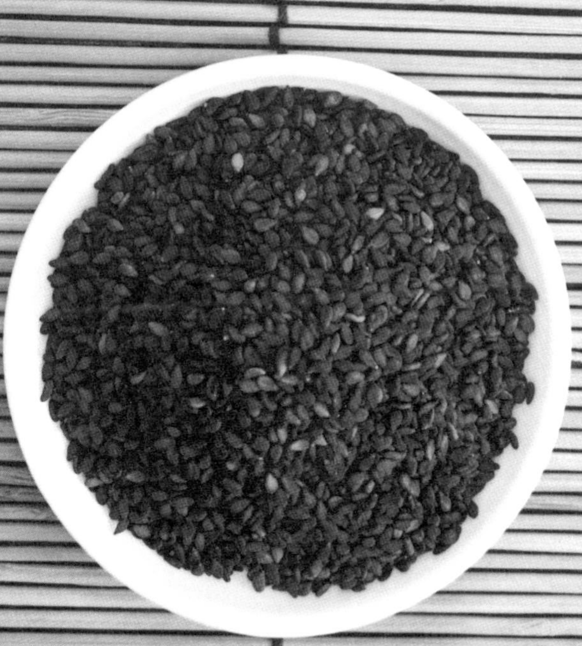

※本書原名《黑芝麻的神奇療效》，現易名為《黑芝麻食療養生：明眼補虛，通便解毒，調理體質永不老》

前言

芝麻原產於埃及和印度，在夏季會開出淡紫色的花，到了夏末會結成果實。如今在中國、日本、泰國及墨西哥等地都有栽培。

芝麻的品種有——白、黑、黃三種。主要的營養成分是脂肪，約占一半。由於芝麻原生產於宗教信仰很興盛的印度與埃及，所以，自古以來就被視為具有神秘意義的食物。

埃及和印度人在祈禱時通常會焚燒芝麻，以及在全身塗抹芝麻油，這樣的儀式，表示它具有無形的靈效，同時也表明它具有超凡的藥效，能帶給眾生健康與長壽。

在《天方夜譚》裡有一句著名的咒語——「芝麻開門」（《阿里巴巴與四十大盜》），不外是證明芝麻象徵開運及神祕的藥效。

黑芝麻最為出色的地方，在於具有很豐富的亞麻油酸、棕櫚酸、油酸、三酸甘油酯等優良脂肪酸。

除了這些優良的脂肪酸以外，黑芝麻還有一種的特殊成分——芝麻素，具有良好的抗癌功能。另外，黑芝麻豐富的鈣質、磷、蛋白質、鐵、碘，以及維生素B_1、B_2等，這些對人體的健康都很有幫助。

在人體必要的三種脂肪酸中，黑芝麻就含有兩種（花生四烯酸及亞麻油酸）。前者與人體免疫機能的調節息息相關，這一點又決定是否會罹患癌症等的疾病。而亞麻油酸能夠保持血壓的正常。蛋氨酸能促進肝臟機能與新陳代謝。

黑芝麻能改善我們日常生活中容易罹患的小病，例如——感冒、畏寒以及食物中毒等等……，既然如此，我們為何不能把黑芝麻帶入飲食生活裡面呢！

目錄

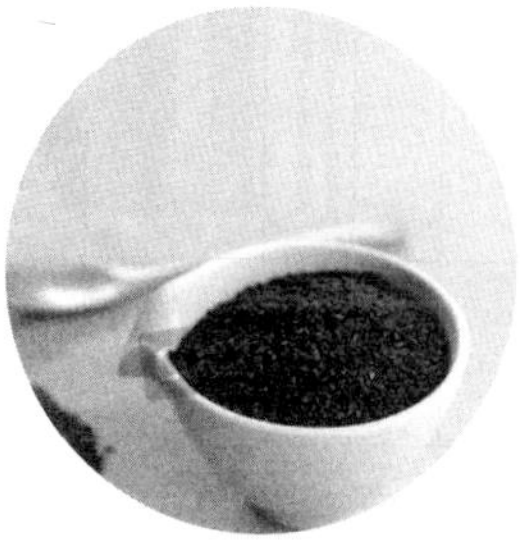

第二章 對治不同症狀，黑芝麻要這樣吃

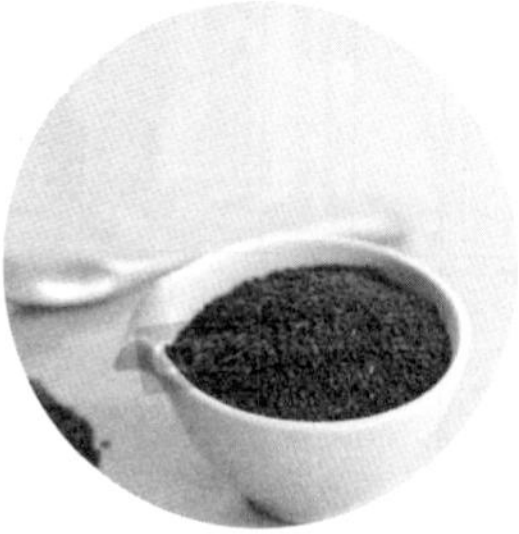

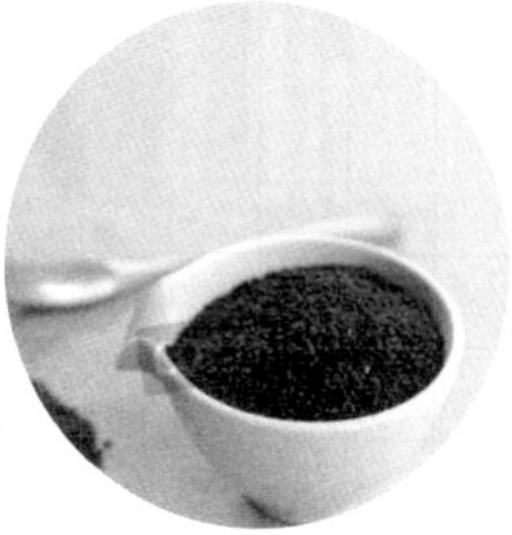

第一章

黑芝麻的療效

【黑芝麻的傳統中藥效】

芝麻，又稱胡麻，是胡麻科植物胡麻的種籽。

從中醫的角度看芝麻，具有滋補、黑髮、通便、解毒等功效。

中國古老的醫書中皆記載了關於黑芝麻的藥效。

《本草經》記載：「芝麻補五內，益氣力，長肌肉，填髓腦。久服，輕身不老。」

《本草綱目》記載：「久服芝麻可以明眼、身輕、不老。」

在中藥成分裡，芝麻味甘，平。歸肝、腎、大腸經。具有補肝腎，潤五臟，益精血，滋陰潤腸，通乳等功效。

黑芝麻可以生吃，也可以熟食。但因為芝麻的營養成分包在種籽裡，而且芝麻的外皮不容易消化，所以最好是炒過磨成粉末再吃較好，才能完全的攝取到黑芝麻的營養成分。

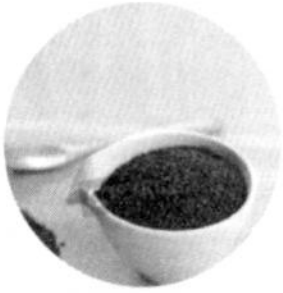

黑芝麻的營養素

成分	熱量	水分	粗蛋白	粗脂肪	碳水化合物	粗纖維	膳食纖維	灰分	膽固醇	維生素A	維生素E	維生素B_1
	kcal	g	g	g	g	g	g	g	mg	RE	α-TE	mg
含量	545	6.4	18.1	47.2	21.6	7.1	16.8	6.8	-	0.0	2.08	0.84

成分	維生素B_2	菸鹼素	維生素B_6	維生素B_{12}	維生素C	鈉	鉀	鈣	鎂	磷	鐵	鋅
	mg	mg	mg	mg	mg	mg	mg	mg	mg	mg	mg	mg
含量	0.25	5.10	0.56	-	1.2	4	527	1456	318	531	24.5	2.5

（單位：每百克計）

資源來源：行政院衛生署，台灣地區食品營養成分資料庫

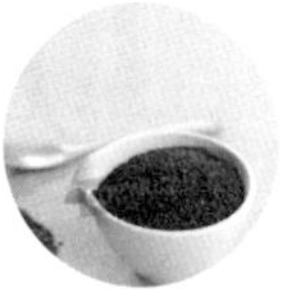

黑芝麻的超強抗氧化力能治百病

經過醫學專業人員多年的研究分析，隨著黑芝麻的成分日益明顯化，這種黑色小粒子所暗藏的驚人藥效，更令人感到驚訝。原來，黑芝麻是強力無比的抗氧化食物。

我們來看黑芝麻的成分，就會知道為何這樣一顆小小的種籽具有神奇的功效。

黑芝麻的一半屬於脂肪。黑芝麻的脂肪稱為「必需脂肪酸」，也就是說，它是一種我們體內無法製造的物質，因此必需從食物攝取。

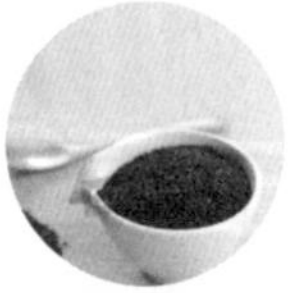

人體必要的三種脂肪酸之兩種——亞麻油酸與花生四烯酸，黑芝麻就含有很多。亞麻油酸能夠保持血壓正常，而花生四烯酸則關係到免疫機能的調節。

黑芝麻的四分之一是由蛋白質構成。平衡地含有人體必需的胺基酸。可以說是一種高品質的食品。

對於人體必要的胺基酸——蛋氨酸、色氨酸，黑芝麻的含量比大豆更為豐富。

蛋氨酸能夠促進肝臟的新陳代謝，亦能增進肝臟的機能。如果過量攝取蛋氨酸與色氨酸，這兩種胺基酸到了體內將變成所謂的膽鹼，而把體脂肪燃燒，所以能防止肥胖。

色氨酸具有安定精神的作用，能安定血壓，改善失智症。

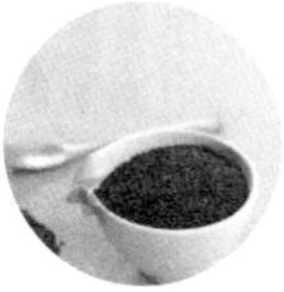

黑芝麻豐富的準木質素、花青素能提高免疫力，殺死癌細胞

學者們在一連串的研究黑芝麻強大的抗氧化功能後，開始特別注意它的兩種成分——花青素（anthocyanidin）以及芝麻準木質素（lignans）。

花青素是黑芝麻的黑色成分，多含有種子外皮的細胞液裡面。根據臨床實驗，黑芝麻的花青素確實有提高免疫力，以及防止癌細胞增殖的功能。

吃一段時間的黑芝麻之後，頭髮就會變得又黑又亮，就是花

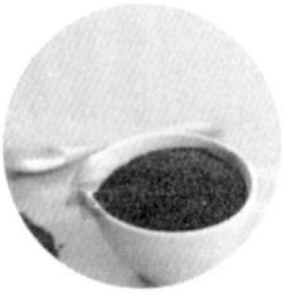

青素在髮根發生作用。

黑芝麻的準木質素雖然只佔百分之一，但是它的強大抗氧化能力卻是無與倫比。準木質素被分類成六種，其中以「芝麻素」（sesamin）最廣為人知。一百公克的黑芝麻中含有四百九十毫克的「芝麻素」，具有優良的抗癌能力。

那麼，花青素與芝麻準木質素又有什麼作用呢？它們的最大功能是防止對人體的傷害。

我們呼吸時進入體內的氧氣，將由化學反應而產生熱量。其中的百分之五～十將變成所謂的自由基，也就是很容易引起氧化的物質。

因為自由基能夠溶解異物，再把異物排泄掉，所以它是維持健康的必要物質。

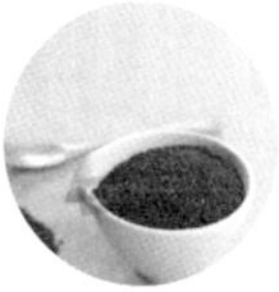

可是自由基大量產生的話，就不妙了！因為自由基會使人體內的細胞逐漸氧化，細胞會不停的受到傷害，遭受到傷害的細胞會變成癌細胞。一旦脂肪變成過度的氧化，會使血液中的中性脂肪及膽固醇增加，結果血液將會變得濃稠，招來種種嚴重的疾病——動脈硬化、腦出血、心肌梗塞以及動脈瘤等。

黑芝麻含有大量花青素以及芝麻準木質素，因為可以消除自由基對身體的傷害，所以對預防文明病很有幫助。

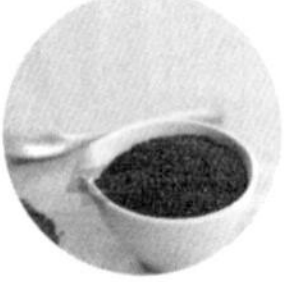

黑芝麻含有的卵磷脂對消除多餘的膽固醇最有幫助

所謂的「膽固醇」，是在我們血液裡面的動物性脂肪。血液在血管中流動時，膽固醇會黏在血管的內壁。

一旦過多的膽固醇堆積在血管，血液的通路會逐漸變得狹窄。引起血壓上升，血管會因為老化而產生破裂的狀態，所以有這些症狀的人很容易罹患高血壓、腦溢血、心肌梗塞等致命的疾病。

舉一個例子來說，當我們感冒時，體質就會發生變化，毒素

（抗原）將侵犯各器官以及臟器。在這情形下，血管的內壁也會受到毒素侵犯，導致受傷潰爛。

這時，膽固醇就會附著於血管內壁，以便修補血管，血管它再度恢復正常。

但是膽固醇太多的話，就會危害人體，甚至引起致命疾病。

植物油含有的亞麻油酸有一種特殊的功能，就是使堆積在血管壁的膽固醇逐漸的減少。如此一來，本來已經老化的血管會逐漸的恢復年輕，一旦血管健康，就能消除高血壓、心臟病等疾病。

正確地說，胚芽以及植物油中含有的卵磷脂，能夠與膽固醇化合，更容易使膽固醇被排出體外。

但很遺憾的是——市售的植物油因為要量產，所以要採取全

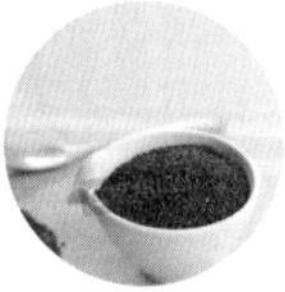

程化學的處理方式，導致植物油中的卵磷脂遭受到相當的破壞。因為如此，就算平時攝取很多植物油，但是對於降低膽固醇，卻一點幫助也沒有。

那麼，在這種情形下，我們應該如何減少膽固醇對人體的傷害呢？答案是常吃黑芝麻。只要我們常吃黑芝麻，就可以把黑芝麻裡豐富的卵磷脂帶進體內，可以有效的消除體內過多的膽固醇。

黑芝麻可以提高骨質密度

黑芝麻含有豐富的鈣質，所以對女性幫助特別多。一般的女

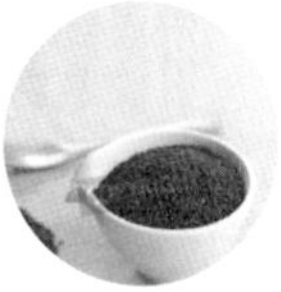

性在四十五到五十歲間進入更年期。到了這個年齡階段，女性荷爾蒙的分泌量會快速減少，荷爾蒙減少會替身體帶來傷害。

到了更年期，就算生活依然勤快，但由於代謝能力減弱，消耗的熱量減少，所以很容易發胖。

女性迎接更年期後，膽固醇值也會跟著上升，所以會增加罹患高脂血症的危險性。

男女的膽固醇值在五十歲前，是男性比較高，但是過了五十歲後，女性的膽固醇值會比男性高。女性荷爾蒙本來就與脂肪代謝有密切的關連，所以女性荷爾蒙的分泌減少後，體內的脂肪就會增加。

女性到了更年期，體內的鈣質會流失。因為鈣質流失，就容易出現骨質疏鬆症的症狀。一旦有了這種症狀，只要稍微跌一跤

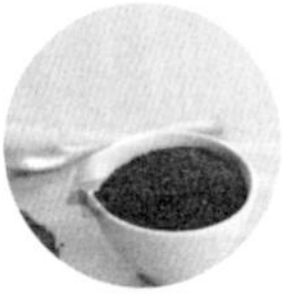

就會骨折，有的人甚至因此長期臥病在床。

為了避免骨質疏鬆症的發生，平時最好多吃一點黑芝麻。黑芝麻含有很豐富的鈣質，對提高骨質密度很有幫助。

想減重的話，可以多攝取一些黑芝麻。

黑芝麻可以治好怕冷、肩頸酸痛

手腳嚴重怕冷、肩頸酸痛，是很痛苦的一件事情。很多人都被病痛糾纏多年，最後變成老毛病。如果想徹底治好病痛，通常要有相當的耐心進行治療，但耗費的時間相對的也會變長。

以肩頸酸痛來說，可以長期服藥治療，但是長期服藥，會對

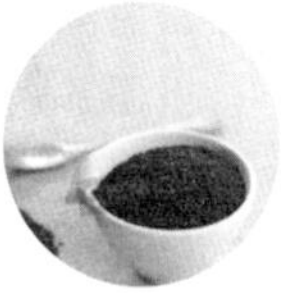

人體產生副作用。

如果平時就多吃一些黑芝麻，對於改善怕冷及肩頸酸痛等問題，很有效果。因為黑芝麻只是一種食物，就算長期吃，或者吃得多一些，也絕對不會產生任何副作用。

黑芝麻含有豐富的維生素、礦物質，以及蛋白質，是一種非常優良的食物，對於改善血液循環非常有幫助。

正因為如此，可以改善手腳冰冷以及肩頸酸痛的毛病。

對於脫髮、白髮的改善非常有效

很久以前，大家都說——黑芝麻對於改善脫髮、白髮的情形

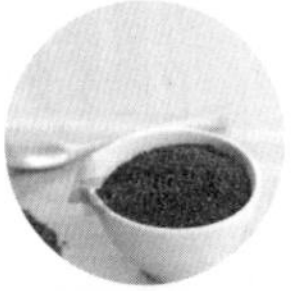

非常有效。關於這種說法，還沒有很確實的科學根據，但是很多人憑經驗很相信這種說法。

黑芝麻含有以鈣質為主的豐富礦物質、優良的胺基酸及維生素E，維生素B_1、B_2等等。

上述的哪一種成分，能改善脫髮以及防止白髮？目前為止仍然不清楚。不過，不管是否有根據，事實勝於雄辯，有不少人到頭髮變白後，才開始每天吃一些黑芝麻，結果他們發現本來銀白色的髮根逐漸變黑，頭髮逐漸變成黑色。

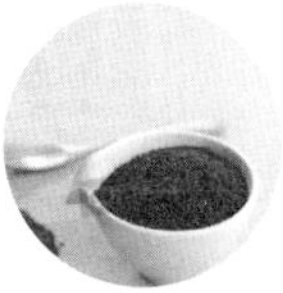

黑芝麻具有催奶作用

奶水不足的產婦，在生產後應該多攝取一些黑芝麻。大約持續吃一個星期，奶水就能源源不斷地分泌出來。將黑芝麻在炒過後，利用食物調理機或咖啡研磨機磨成粉末，加入少許食鹽，在三餐前各服用一匙（配白開水）即可。

或使用白米與等量的黑芝麻煮成粥，早晚各吃一小碗也可以。

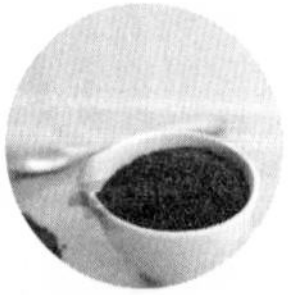

黑芝麻能治好感冒與中暑

因感冒而感到畏寒時，可使用約八公克的黑芝麻炒熱，磨碎（大略的磨幾下即可），再利用一些清酒（不敢喝酒的人，可以改用溫水）服下。再躺進棉被睡覺。等到發出汗後，感冒自然就會好起來。

中暑時，可使用大約四公克的黑芝麻炒熱，趁黑芝麻還熱時，利用溫水服用。

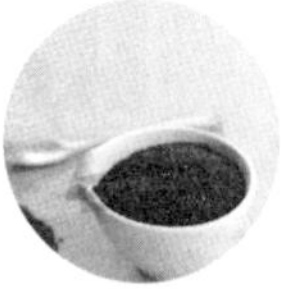

黑芝麻能治療的疾病

一、肺結核——多吃黑芝麻烹調的各種菜餚。除了能增進精力，讓身體更強壯外，黑芝麻含有的癸酸（CAPRIC ACID）能阻止結核菌的繁殖。

二、增進視力——時常吃炒熟的黑芝麻。

三、結膜炎——使用稀釋的硼酸水洗眼睛後，再把一滴黑芝麻油滴入眼睛裡。

四、中風——把等量的生薑汁滴入黑芝麻油裡服用。

五、淨化血液——攝取黑芝麻後，由於體內的鈣離子增加，所以

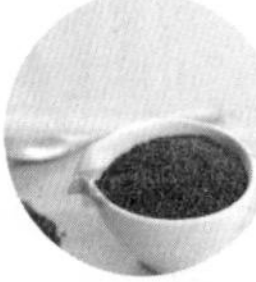

血液會被淨化，白血球的噬菌作用也會變得很活潑。

六、貝類、烏賊等海鮮類的中毒——吃了海鮮類食物中毒後，喝一大匙黑芝麻油就能改善中毒的症狀。

七、痔瘡以及皮膚病——只要把黑芝麻油塗抹在患處就有效果。

八、中耳炎——把黑芝麻油滴一小滴注入耳朵裡面。或者利用黑芝麻油塗抹耳朵也很有效果。

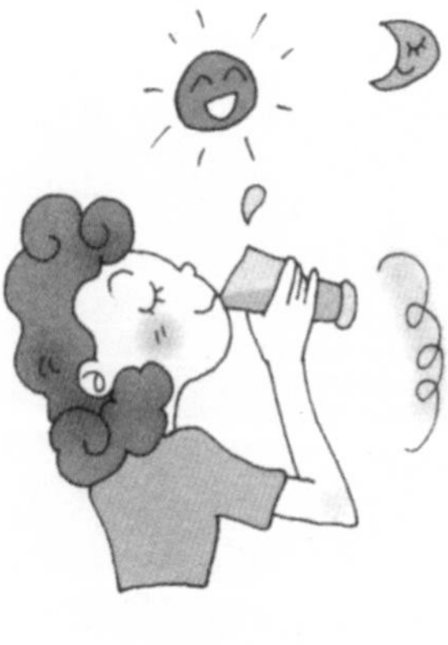

第二章

對治不同症狀，黑芝麻要這樣吃

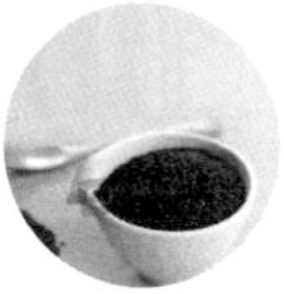

黑芝麻紅蘿蔔醬

治療症狀：皮膚乾燥、黑斑、生理不順、視力減退等

黑芝麻加上紅蘿蔔製做的「黑芝麻紅蘿蔔醬」，對人體是很好的「藥食」。紅蘿蔔是黃綠蔬菜的代表，含有非常豐富的β胡蘿蔔素，也是抗氧化食物中的佼佼者，紅蘿蔔最大的特徵是——跟油脂一起食用，人體能百分之百的吸收。

黑芝麻的成分有一半以上屬於脂肪。利用芝麻油炒紅蘿蔔，人體吸收β胡蘿蔔素是單獨吃紅蘿蔔的十倍！所以吃「黑芝麻紅

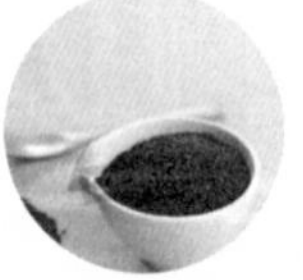

蘿蔔醬」時，在嘴裡咀嚼黑芝麻，黑芝麻含有的脂肪就能與紅蘿蔔混合，提高β胡蘿蔔素的被吸收率。

「黑芝麻紅蘿蔔醬」是一種能防止細胞「生鏽」，預防許多文明病及老化的最強抗氧化食品。

黑芝麻除了維生素B群，維生素D、E之外，還含有非常豐富的蛋白質及脂肪。雖然黑芝麻的脂肪很多，但是脂肪酸的比例很優良，尤其是亞麻油酸，是人體不可缺少的必需脂肪酸，能使血壓安定，抑制血液中的膽固醇，防止動脈硬化。

在製作「黑芝麻紅蘿蔔醬」時必須加熱，如此更能提高紅蘿蔔具有的「溫性作用」。

吃「黑芝麻紅蘿蔔醬」時，全身會感覺很暖和，對於消除畏寒症、貧血、頭痛及改善婦女生產不順等症狀非常有效。

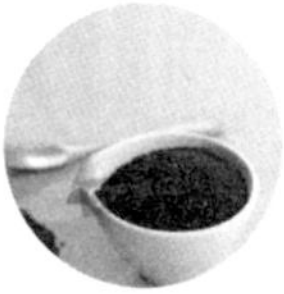

在製造「黑芝麻紅蘿蔔醬」時，可以加入少許蜂蜜。加入蜂蜜並非只為了增加甜味，蜂蜜的營養能夠增加體力，並且促進體內各種機能的活潑。

加入蜂蜜後，吃「黑芝麻紅蘿蔔醬」時腹部就會感覺暖和，也能鬆弛緊張的肌肉，所以對痙攣引起的腹痛很有效。同時能促進腸子蠕動，對解除便秘非常有效。

除了加入蜂蜜增加甜味外，亦可加入糖，但必須注意，加入的糖不宜使用一般的砂糖，必須使用黑砂糖（紅糖）。

這樣製成的「黑芝麻紅蘿蔔醬」就會有多方面的藥效，而且吃起來甘甜可口，就算每天吃也不覺得膩。

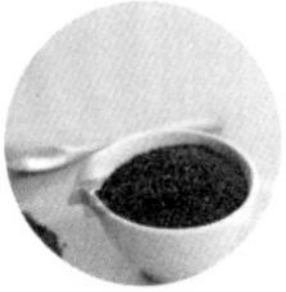

一、「黑芝麻紅蘿蔔醬」的做法

材料（一星期份）

黑芝麻	五大匙
紅蘿蔔	兩百公克
蜂蜜	五大匙
檸檬	半個（榨汁）
水	兩百ＣＣ

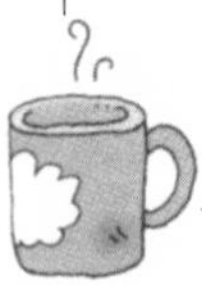

做法

步驟1：紅蘿蔔削掉外皮切塊，使用食物調理機打成糊狀。

小撇步：紅蘿蔔打成糊狀時會產生破壞維生素C的酵素，但是可加入檸檬來防止。

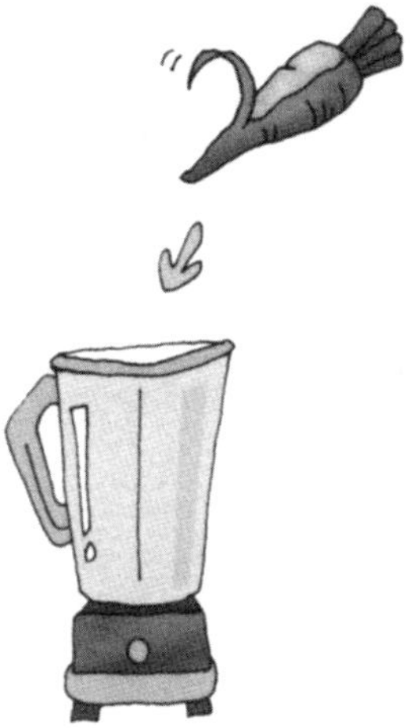

步驟2：把打成糊狀的紅蘿蔔、水及檸檬汁放入鍋子裡，使用弱火煮。為了避免燒焦，必須使用大湯匙一直攪動。

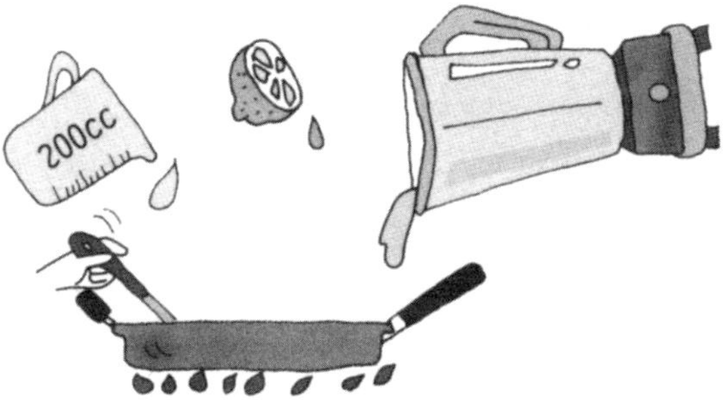

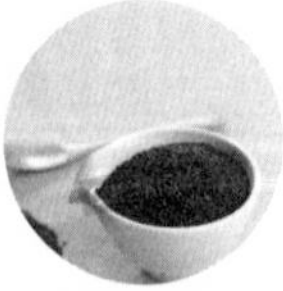

步驟3：

煮大約五分鐘，紅蘿蔔會開始變軟，這時加入蜂蜜。用大湯匙攪動，一面繼續用弱火煮。

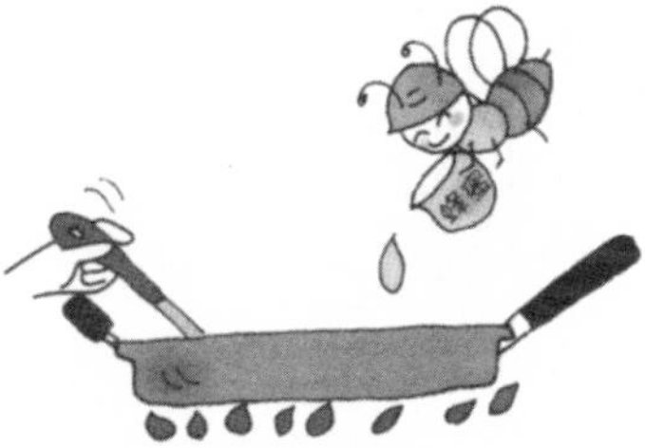

步驟4：

接著煮十五～二十分鐘，等到水分消失，這時鍋子就可以離火，蓋上鍋蓋，使紅蘿蔔變成更軟。待完全冷卻後，再放入容器。

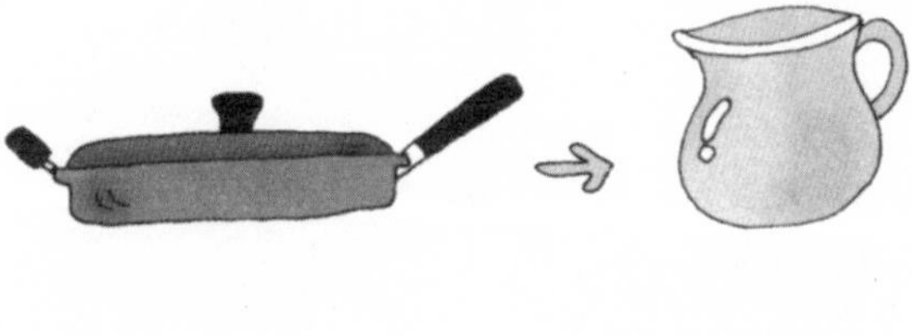

步驟5：

把黑芝麻放入鍋裡，用弱火炒。等黑芝麻發出「啪！啪！」的聲音鍋子就可以離火。再把炒好的黑芝麻放入食物調理機裡快速的打一下（約五秒鐘），使其成粗粉狀，冷卻後，再放入容器裡，放在冰箱裡保存。

小撇步：也可以使用市售的黑芝麻粉。

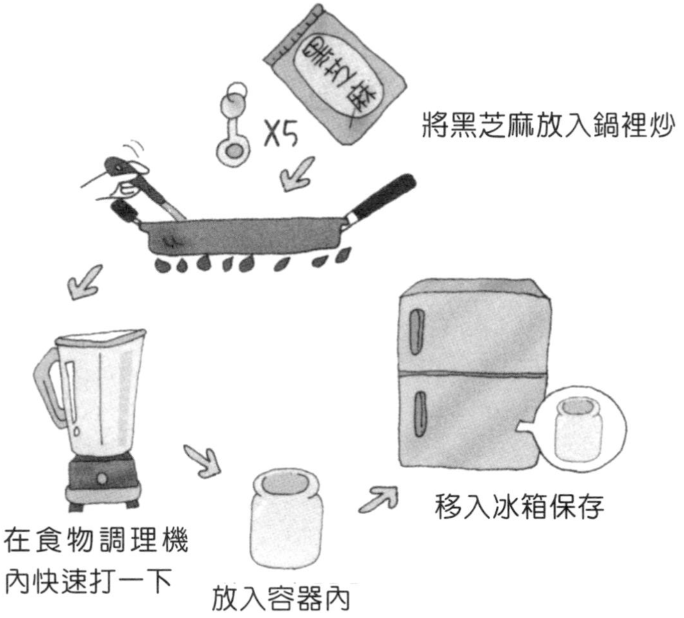
黑芝麻
X5
將黑芝麻放入鍋裡炒
在食物調理機內快速打一下
放入容器內
移入冰箱保存

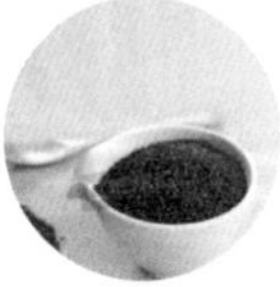

步驟6：

吃的時候，將黑芝麻粉與紅蘿蔔糊拌在一起，每次使用三小匙黑芝麻粉及三大匙紅蘿蔔糊。

步驟7：

「黑芝麻紅蘿蔔醬」每天可以吃三大匙。如果減少蜂蜜的量，可以吃更多。

二、有關「黑芝麻紅蘿蔔醬」的問題

問：紅蘿蔔的外皮一定要削掉嗎？

答：紅蘿蔔的外皮下面含有非常豐富的食物纖維與營養成分。

如果是利用有機栽培紅蘿蔔，因為沒有農藥，不削掉外皮也可以。

問：我不能吃太甜的東西，可以不加蜂蜜嗎？

答：如果你擔心熱量過高，可以減少蜂蜜的用量。不過含糖分太少會很不利於保存，必須在短時間內吃完。

問：應該如何保存「黑芝麻紅蘿蔔醬」呢？

答：煮好的紅蘿蔔糊，以及黑芝麻粉必須分別放在不同的容器中保存。再放入冰箱裡面，因為沒有加入防腐劑及任何添加物，所以必須在一星期內吃完。

問：可以把黑芝麻粉和紅蘿蔔糊放在同一個容器裡保存嗎？

答：黑芝麻粉接觸到空氣就會氧化，如果紅蘿蔔糊與黑芝麻粉放置在一起，會立刻就變色（但在成分上並沒有問題）。所以要吃的時候，最好將它們混合在一起吃。

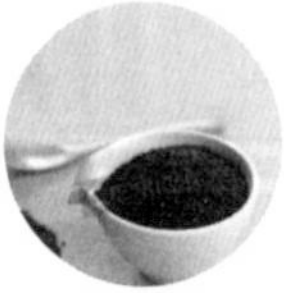

問：做出來的「黑芝麻紅蘿蔔醬」為何不像市售的果醬一樣有黏性？

答：因為紅蘿蔔含有的果膠很少（植物纖維的一種），所以做出來的黑芝麻紅蘿蔔醬缺少黏性。只要多加入一些蜂蜜就可以解決這一個問題。

三、吃「黑芝麻紅蘿蔔醬」治好疾病的實例

㊮㊷1——消除眼睛疲勞，膽固醇下降很多

我從少女時代就很喜歡寫文章，只要一有空閒，我就會寫寫

東西。現在每到必須與親朋好友聯絡時，每一個人都會選擇打電話。但是我跟別人不同，我不喜歡打電話，我偏好寫信。

但是，最近這一年來，我的眼睛時常感到疲倦，只要到了晚上約八點鐘後，我的視力就會變得模糊，字體看起來變得有一些模糊。

「可能是年紀大的關係……」雖然嘴上這樣說，但是內心仍不服氣，為此苦惱好多天，腦中忽然飛進一句奶奶說過的話：「眼睛要好，不妨多吃一些『黑芝麻紅蘿蔔醬』」。

想到這句話，我立刻上街購買黑芝麻與紅蘿蔔、檸檬以及蜂蜜等材料，馬上去做「黑芝麻紅蘿蔔醬」。

從這一天開始，我在吃吐司麵包或餅乾時，都不忘在上面塗上「黑芝麻紅蘿蔔醬」。這種果醬看起來黑黑的，似乎不好吃，

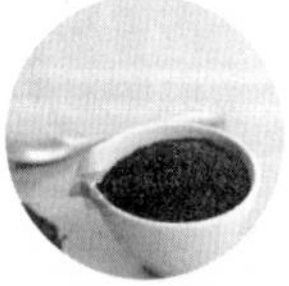

但是實際上很可口。

我固定在早晚兩餐都吃「黑芝麻紅蘿蔔醬」，每次大約兩大匙。

連續吃了兩個星期的「黑芝麻紅蘿蔔醬」，我的眼睛就不再感覺到疲勞。在吃「黑芝麻紅蘿蔔醬」前，我對自己的眼睛時常疲勞感到無奈，但現在眼睛已經不像從前疲倦，這結果令我非常意外。

更令人驚訝的，效果並非只有如此，我的便秘竟然也意外地痊癒了。

炎炎夏日也不會感到疲勞

我曾經擔任過社區「健康管理委員」，所以平時我就很注意

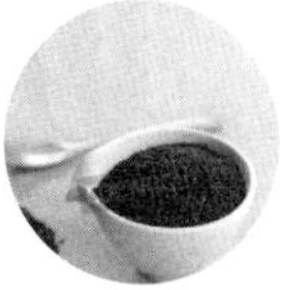

自己的健康。

但是，不管我如何注意自己的健康，每年到了炎熱的夏天就會感到特別的虛弱，體重也會從原本理想的四十二公斤減輕到三十多公斤（我的身高一五三公分）。

想不到在今年的夏天，我的體重一直保持在四十公斤以上，而且也不像往年一樣的怕熱，健康情形非常良好。

我去年參加健康檢查時，膽固醇值高達二七〇mg／dl，醫生說比正常值高了很高，但在吃了「黑芝麻紅蘿蔔醬」半年後，膽固醇值已經降低到二四〇mg／dl。

醫生說，膽固醇值以這種速度下降的話，在不必服藥的情況，我的膽固醇值就可以降低到正常的範圍內。

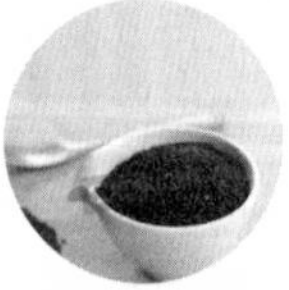

實例2　頭痛與肩膀痛完全消失

我是一個不喜歡吃藥的女人，沒想到這種不好的習慣我的兒子也有。每次他感冒或身體不舒服時，絕對不吃醫生開的藥。我拿他一點辦法也沒有，但是為了他的健康，只好在三餐飲食上多用心，照顧一家人的健康。

我知道紅蘿蔔是最具有代表性的黃綠色蔬菜，營養價值非常高，所以做菜時都儘量將紅蘿蔔入菜，但我兒子根本不吃，我實在有點灰心。

我也聽人家說過，黑芝麻對健康很有幫助，但是我兒子根本就不吃，我也不知道該怎麼辦。

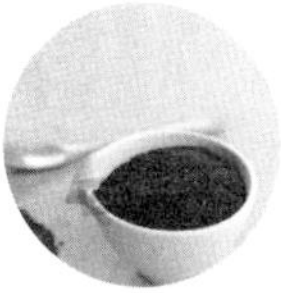

不久，我聽到不少人提到「黑芝麻紅蘿蔔醬」對健康很有幫助，而且味道也很可口。

於是我就動手做了「黑芝麻紅蘿蔔醬」，或許是加了蜂蜜，「黑芝麻紅蘿蔔醬」的味道很好，沒有紅蘿蔔的特殊味道？我的兒子很喜歡吃，這讓放心多了。

從此，我們一家人在吃吐司麵包或饅頭時，我都會塗「黑芝麻紅蘿蔔醬」。天天吃，一家人的健康有了明顯改善。

最令我高興的是，我的孩子很少感冒，老公也說他的腰不再痛了。

頭不再痛，皮膚變得很有光澤

「黑芝麻紅蘿蔔醬」含有豐富的纖維質，能刺激腸道蠕動，

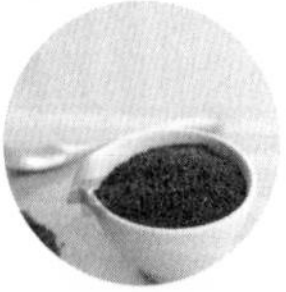

能很快消除便秘。吃了「黑芝麻紅蘿蔔醬」後的第七天，我就不再便秘了。

除了便秘困擾，從國中時代就開始折磨我的肩膀酸痛也消失了。以前，我有很嚴重的肩膀酸痛，常常肩膀一痛頭也跟著痛起來。

想不到，吃了「黑芝麻紅蘿蔔醬」不久後，我嚴重的肩膀酸痛就消失了。十幾年的老毛病輕易獲得解決，我相當開心。

「黑芝麻紅蘿蔔醬」除了有前面講的好處外，更讓我感到不可思議的是，皮膚變好了！夏天時，只要在臉上上妝，都維持不了多久，因為夏天炎熱的天氣讓妝無法持久，妝常隨著汗水脫落。但是，今年我的妝容一整天都不脫妝。

而且，在生理期來臨前，我的皮膚時常會因為身體變化而變得乾燥，最近也沒有這方面的煩惱了。自從生了孩子後，因為沒有保養嘴唇，所以嘴唇一直顯得很乾燥，想不到吃了「黑芝麻紅蘿蔔醬」後，即使天氣再寒冷，嘴唇仍然很濕潤。

小孩子若是體力不佳時，也可以讓他吃「黑芝麻紅蘿蔔醬」，只要持續吃一陣子，他們的體力就會恢復。

所以，為了維持全家人的健康，我打算一直持續吃「黑芝麻紅蘿蔔醬」。

實例3 眼睛不再疲憊，生理痛幾乎消失

我一向很喜歡編織，但是這種工作對眼睛來說是很大的負擔，只要持續編織幾個小時，眼睛就會感到很酸澀、疲憊，眼皮

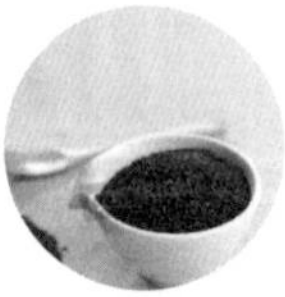

也會很沉重，還會流眼淚，嚴重時甚至會感到疼痛！

所以聽人家說吃「黑芝麻紅蘿蔔醬」能改善視力的狀況後，我就毫不猶豫的做來吃。

果然吃了「黑芝麻紅蘿蔔醬」後，眼睛的狀況獲得很大的改善，現在就算長時間的編織毛衣，我的眼睛也不會感到疲勞。

我在二十八歲時因為生病開刀切除一部分的胃，所以我的胃比一般人要小，一次不能吃很多東西。

所以我在吃「黑芝麻紅蘿蔔醬」，是採少量多餐的方式。首先將黑芝麻磨碎，再加入紅蘿蔔糊，最後淋上蜂蜜，在味覺方面也沒有任何可挑剔之處。

有些人不敢單獨生吃紅蘿蔔，覺得它有一股特殊味道，但是與黑芝麻配合製成「黑芝麻紅蘿蔔醬」後就不會有那股特殊的味

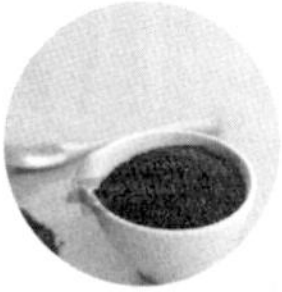

道了。

我每次只能吃一大匙的「黑芝麻紅蘿蔔醬」，每天吃五、六次。我的吃法是將「黑芝麻紅蘿蔔醬」塗抹在吐司麵包上吃，或是當成沙拉拌醬。

就這樣持續吃「黑芝麻紅蘿蔔醬」一個月後，眼睛疲勞的情況改善很多。

不僅如此，甚至連生理痛也消失了。以前，每次生理期的前一、二天，量都會很多，身體會覺得很沉重，全身發熱，甚至會頭痛。

想不到吃了「黑芝麻紅蘿蔔醬」以後，在生理期間內每一天的量變得很平均，身體的狀況大幅改善，生理痛與頭痛再也沒有來折磨我。

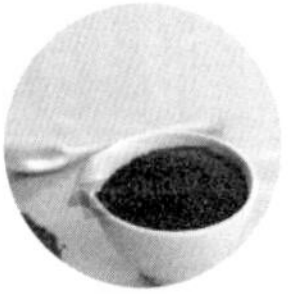

這個意外的收穫，讓我很驚訝！更讓我堅信「黑芝麻紅蘿蔔醬」對於身體是有絕對的好處，現在我每天都吃「黑芝麻紅蘿蔔醬」。

實例4——黑斑消失，腰痛也好了

我現在每天都在早上五點鐘起來做早餐，其實早餐只有四片吐司麵包和兩杯牛奶而已。我先使用烤麵包機烤好吐司，再塗上一層厚厚的「黑芝麻紅蘿蔔醬」，這就是我和老公的早餐。

為什麼會開始吃「黑芝麻紅蘿蔔醬」呢？

我和老公從事的工作必須使用大量的體力，我們通常一早就得到批發市場批貨，買很多要零售的蔬菜，而我的工作就是必須把那些蔬菜一包一包的搬到小卡車上，到了零售市場時又得一包一包的搬下來，工作真的很累人。

以前，我時常會因為耐不住這種粗重的工作，體力透支，工作到一半就坐下來休息，也常常因為要搬東西而感到腰酸背痛。通常到了中午，早就累得不能動彈。

所以有人告訴我，早餐必須吃一些能滋補身體的食物，才有體力從事粗重的勞動工作。

所幸，在懂得吃「黑芝麻紅蘿蔔醬」之後，愈來愈不會感到疲累，而且力氣也增加了。

皮膚變得很有光澤

我和老公是在兩年前才開始吃「黑芝麻紅蘿蔔醬」，剛開

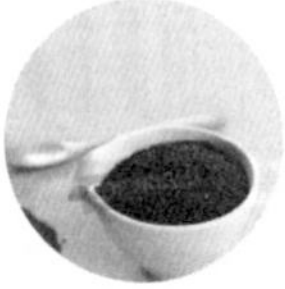

始，是因為我辭掉工廠的工作，和老公一起經營一個菜攤子，對我來說，生活方式有很大的改變。

菜攤子只要工作到中午，中午收攤後就沒事做，所以我就跟隔壁的陳太太到附近的游泳池游泳。

就這樣經過一段時間，不知是不是游泳池的水含氯過量，我的皮膚變得很粗糙，尤其是一雙腳的皮膚乾得更是離譜，以致皮膚裂了開來。

又因為游泳池是露天的，所以我的皮膚被太陽曬得很黑。

皮膚變黑之後，為了能夠白回來，我只好每個月花七、八千元到一家美容院護膚，但是效果並不好。

那時，有人對我說：「妳就試試『黑芝麻紅蘿蔔醬』吧！它對妳的皮膚一定有很大的幫助……」，我本來也是半信半疑，所以沒有立刻採行。

想不到隔沒多久，我看到一本醫學刊物的報導也說「黑芝麻紅蘿蔔醬」對於皮膚的改善有很好的幫助，我認為值得試試，所以就開始吃「黑芝麻紅蘿蔔醬」。

吃了半年後，神奇的事情發生了，我兩頰的黑斑居然消失了。皮膚也變得很有彈性，我再也不必在睡前塗抹潤膚面霜了。現在，我在睡前只塗抹一些化妝水保濕。

我想黑斑的產生可能是由於血液的循環不良。吃「黑芝麻紅蘿蔔醬」能夠使身體暖和，血液循環變好了，代謝也變得旺盛，所以能消除黑斑。

我很喜歡泡湯，常和隔壁的幾位太太去洗溫泉。她們都異口同聲的說：「妳的皮膚變得很好！」

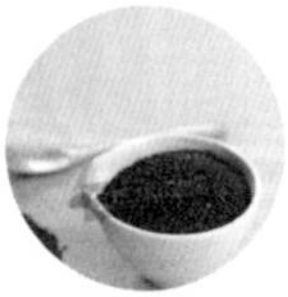

有一天我老公說：「妳的頭髮變黑了很多。」以前我的兩鬢及頭頂前端有不少的白髮，現在完全不見了。

更令人高興的是我與老公都變得不容易感冒。以前，只要感冒，一定要很久才會好，如今就算有一些感冒的症狀，也很快就會痊癒。

我老公在以前，差不多每年都會發一次高燒，這一、二年來他始終沒有感冒過。我想可能是免疫力提高的關係吧？

我的職業病——腰痛也治好了。偶爾感覺到疼痛時，只要貼一塊藥布，腰痛就會很快消失。

實例5——視力保持一・二，消除畏寒症

早在三年前，我家的餐桌上就一直擺著一瓶大罐的「黑芝麻紅蘿蔔醬」，而且我的家人都很喜歡吃。每個人幾乎每餐都吃「黑芝麻紅蘿蔔醬」。

我的眼睛不好，本來左右眼的視力各為〇・七、〇・八，報紙的小字體很難看得清楚。

那時，我聽說「黑芝麻紅蘿蔔醬」對視力改善很有幫助。剛開始時我並不相信，但是經過這段時間，我不得不相信了。

如今我的視力改善了為一・二，報紙上的字我都可以看得一清二楚。我老公的視力也改善為一・五，而我六十八歲的婆婆也

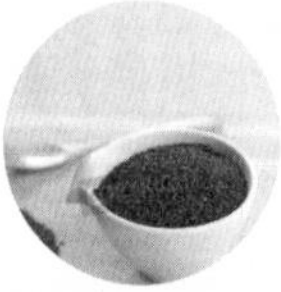

說：「我的眼力比以前好多了！」

三年前，每天從農地回到家時，我都會累得不想動。有一天，我從農地回家後，為了消除嘴裡的苦澀吃了兩大匙的「黑芝麻紅蘿蔔醬」。萬萬想不到，吃下「黑芝麻紅蘿蔔醬」不久，我覺得精神好多了，一天的疲勞消失殆盡！

從此以後，我每天都在三餐時吃兩大匙的「黑芝麻紅蘿蔔醬」。而我身體也一天比一天精神，也愈來愈有力氣，前後判若兩人。

吃「黑芝麻紅蘿蔔醬」前，我只要稍微用力的擤鼻子，衛生紙上就會沾滿鼻血。或許是鼻血流太多了，時常會感到頭暈。

開始吃「黑芝麻紅蘿蔔醬」大約一個月後，擤鼻子時居然再也不會流鼻血了。

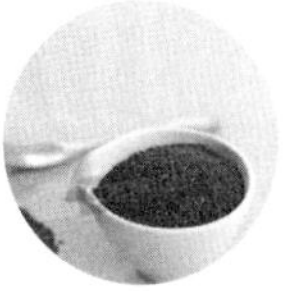

以前在早晨醒過來時，手時常會感覺到疼痛導致不能做事。最近已經大幅獲得改善，幾乎不再痛了。

我也有高血壓的問題，在吃了「黑芝麻紅蘿蔔醬」後，偏高的血壓已經控制在正常的範圍（一三〇～八十五），而且很安定。

我也聽人家說過，吃「黑芝麻紅蘿蔔醬」對預防成人病很有幫助，或許有這麼多的好處，我居住那一帶的人有很多人開始在吃「黑芝麻紅蘿蔔醬」。

實例6——六十歲仍有滿頭濃密的黑髮

我在很久以前就罹患胃潰瘍，醫生曾多次叫我開刀治療。可是，那時我正在經營一家工廠，根本沒有時間住院接受開刀，但

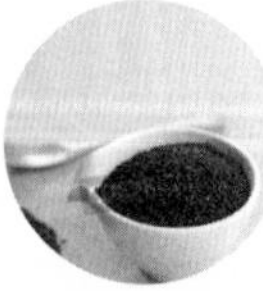

是胃潰瘍一直存在，內心有些不安。

我曾經去拜訪過一位食療專家，他教我吃「黑芝麻紅蘿蔔醬」看看。黑芝麻與紅蘿蔔好像都有益於健康，所以我就毫不猶豫的做來吃。

我一天只吃兩次的「黑芝麻紅蘿蔔醬」（每一次吃兩大匙），想不到，不久後胃潰瘍竟然痊癒了。經過診斷，醫生說已經不必開刀。

這麼多年來，我一直不間斷的吃「黑芝麻紅蘿蔔醬」，所以，雖然我已經超過六十歲，但是沒有任何一根的白頭髮，頭髮仍然烏黑。

每次去參加同學會時，他們就會用羨慕的眼神看我，問我如何辦到的？並要求我公開秘方。我坦白的告訴他們我只吃「黑芝麻紅蘿蔔醬」時，他們都一臉不可置信。

實例7——水腫消失，一個月內瘦了四公斤

因為我老公罹患糖尿病，為了他的健康，我從三年前開始榨紅蘿蔔汁給他喝。

我和老公都屬於「高頭大馬型」。我的老公身高一百八十公分，體重九十公斤。他喝了紅蘿蔔汁後，體重減輕到八十公斤。

我看他喝了紅蘿蔔汁以後，不僅健康情形改善了，居然還瘦了十公斤，所以過沒多久，我也跟著喝起紅蘿蔔汁。我的身高有一六六公分，體重有六十九公斤。喝紅蘿蔔汁以後，體重仍然有六十九公斤。

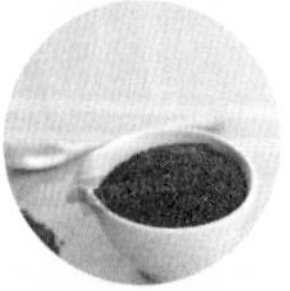

我非常失望，所以每天都運動兩個小時，但是體重就是減不下來。

那時，有一位朋友看到我苦惱的樣子，給我一大罐她自己做的「黑芝麻紅蘿蔔醬」。

她告訴我說，吃「黑芝麻紅蘿蔔醬」可以消除浮腫肥胖。

那時，我雖然胖了不少，但是我是屬於西洋梨型的肥胖，就是上半身看起來正常，下半身卻看起來胖胖的。

在黃昏下班時段，一雙腳都會因為水腫而看起來很粗，好像不是自己的腳。走起路來，也覺得腳步很沉重。

我很努力地想減重，但始終達不到目的。

我吃著朋友送我的「黑芝麻紅蘿蔔醬」只感覺淡淡的甜味，吃起來剛好，不會太甜。對於想減重的人而言很適合，所以我就

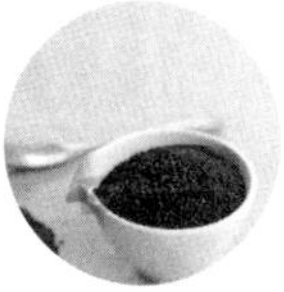

放心的吃「黑芝麻紅蘿蔔醬」。

我每天在早晚餐時各吃一次，每次吃兩大匙。經過兩、三天後，排便變得很順暢，不再便秘。在這以前，我的排便情形很糟，幾乎是每五天才上一次大號。現在，卻能每天按時的上一次大號。

一個月後，我瘦了四公斤。在這以前，我想盡辦法就是無法減輕體重，想不到，吃了「黑芝麻紅蘿蔔醬」後，僅僅在一個月之內就減輕了四公斤的體重，而且體重仍然緩慢的在減輕。

女性時常會因為無法順利的減輕體重而感到煩惱，體重會減不下來絕大部分是因為無法充分的排出體內水分。

吃「黑芝麻紅蘿蔔醬」以後，對於排出體內多餘的水分非常有利。消化系統以及腎臟的機能也會變得活躍，所以對消除水腫

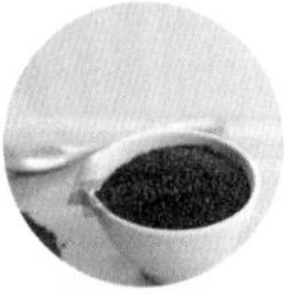

的肥胖很有幫助。

黑芝麻飲

治療症狀：膝蓋疼痛、消除疲勞、下半身麻痺、肩背酸痛等

黑芝麻做成「飲品」再喝，對於預防與消除高脂血症非常有效。以男女兩性的膽固醇值來說，本來男性的膽固醇值平均比女性高出很多，但是，在五十歲以後，這種的情形會逆轉過來，女性的膽固醇值會比男性高。

這是為什麼呢？因為女性進入更年期，女性荷爾蒙的分泌將

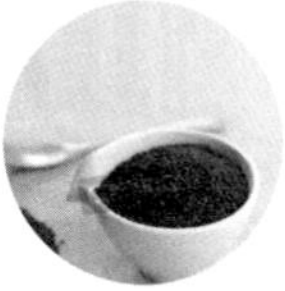

減少。因為女性荷爾蒙與脂肪的代謝有密切的關連，所以女性荷爾蒙的分泌減少後，體內的脂肪就會快速增加。

所以更年期的女性，縱然生活方式與以往相同，然而由於消耗的熱量減少，所以會變肥胖。

黑芝麻含有豐富的鈣質、鋅、鐵等礦物質，這些礦物質對於更年期的女性來說非常重要。

因為到了更年期，女性體內的鈣質會不斷的流失。而導致骨質脆弱，此現象就是所謂的骨質疏鬆症。

一旦罹患骨質疏鬆症，只要稍微跌跤，就很可能因此骨折。

為了解決這些惱人的問題，四十歲以後的女性應該多喝一些「黑芝麻飲」。

黑芝麻含有很豐富的鈣、鋅、鐵等礦物質，對於增加骨質密度

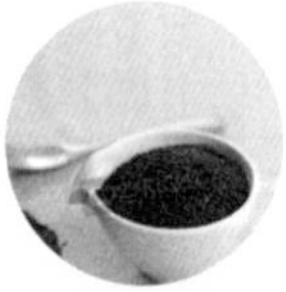

非常有效。除此以外，黑芝麻製成的飲料，亦能夠使膽固醇值降低，促進血液循環，能夠使人快速的消除疲勞。你不妨試試！

一、「黑芝麻飲」的做法

材料

鮮奶　兩百CC
炒熱打成粉末的黑芝麻　三大匙（大約十公克）
蜂蜜　少許

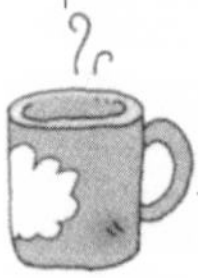

做法

步驟1：把兩百CC的鮮奶倒入馬克杯裡，放入微波爐加熱（約一分鐘即可）。

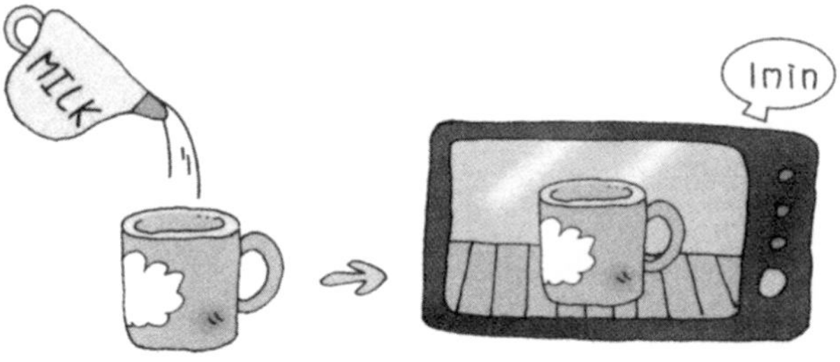

步驟2：把黑芝麻粉拌入加熱的牛奶裡。

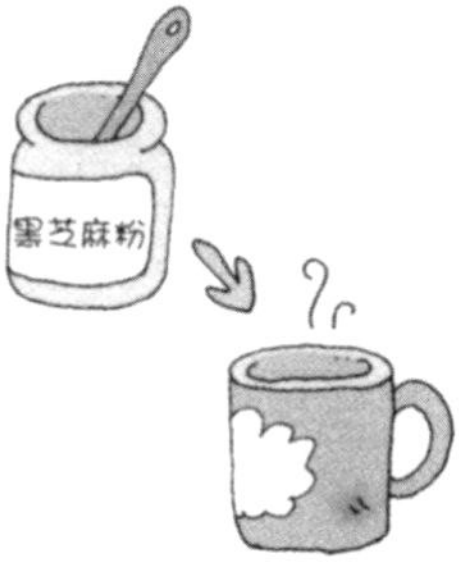

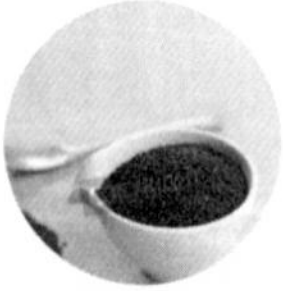

步驟3：

喜歡甜味的人，可以加入少許蜂蜜。

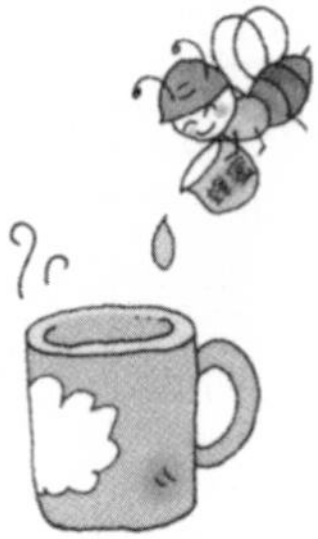

步驟4：

充分攪拌，立即飲用。

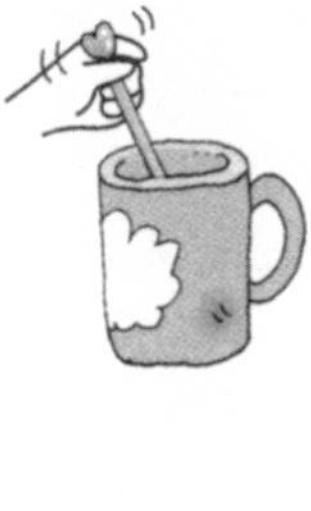

步驟5：

早晚各飲用一杯。

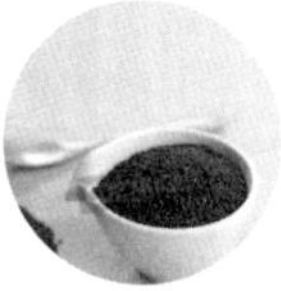

二、有關「黑芝麻飲」的一些問題

問：「黑芝麻飲」什麼人都可以喝嗎？

答：「黑芝麻飲」不是藥，是一般的飲品，從老人到孩童都可以喝。有胃病以及十二指腸潰瘍的人或正在服藥的人，最好跟醫生溝通後，再決定是否喝。

問：我怕胖，在喝「黑芝麻飲」時，是否能加一些黑芝麻粉，而不加蜂蜜呢？

答：增加蜂蜜並沒什麼目的，只是為了使「黑芝麻飲」好喝一點而已。不加當然也可以。不過，放入黑芝麻粉的比例如果太多，恐怕很難發揮功效。

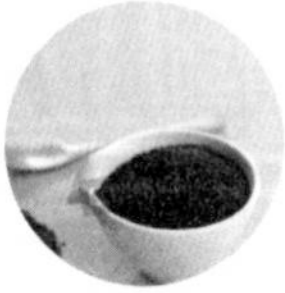

問：每次喝「黑芝麻飲」，我幾乎都會拉肚子，這樣不就等於白喝嗎？

答：有少部分的人喝鮮奶後，肚子就會咕嚕咕嚕叫，並且拉肚子。這一類人忌乳糖，所以最好選用乳糖已被分解的鮮奶。

問：用來做「黑芝麻飲」的鮮奶一定要加熱嗎？

答：鮮奶加熱有一個好處，就是喝了以後，拉肚子的機率會減少。尤其遇到冬天或是寒性體質的人，使用熱牛奶比較理想。如果你是喝鮮奶不會拉肚子的體質，利用冷鮮奶做「黑芝麻飲」也可以。

問：什麼時間喝「黑芝麻飲」比較合適？

答：嚴格來說，在早晚餐以前喝「黑芝麻飲」比較理想。不

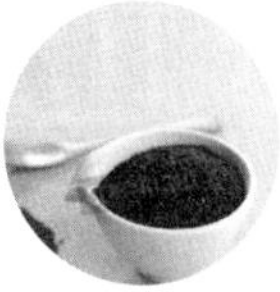

過，在別的時間也可以喝，但或許在效果方面會打一些折扣。

如果你正在減重，過了晚上九點以後，感到肚餓難受的話，不妨喝一杯「黑芝麻飲」。

三、喝「黑芝麻飲」治好疾病的實例

實例1——不能彎曲的膝蓋恢復原狀

三年前的夏天，我的右膝蓋突然痛得很厲害。在萬不得已的情況下辭掉一份待遇很好的工作，去看骨科醫生專心治病。

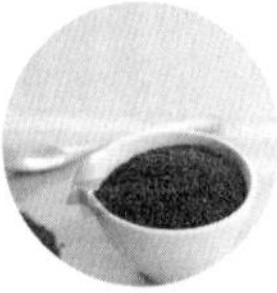

我以前工作的地方整年都開著冷氣，而且我工作時常要站著，所以一雙腳老是感覺冷冰冰的。我一直以為是因為腳時常發冷，才會導致膝蓋痛。

我前後去看了好多次骨科醫生，也抽掉了積在右膝蓋的水，但是右膝蓋的疼痛卻始終沒有改善。

右膝蓋慢慢的腫起來，看起來比左膝蓋粗很多，而且變得不能彎曲。

只要坐著突然站起來，站著突然坐下來或蹲下來時，右膝蓋就會疼痛，所以爬樓梯變成一件很痛苦的事。

後來，醫生對我說不能太頻繁的去抽右膝蓋的積水，否則症狀會更糟。聽醫生這樣說後，我就再也不去醫院抽膝蓋積水。

整整半年我試過很多方法減輕我右膝蓋的疼痛，我使用過很

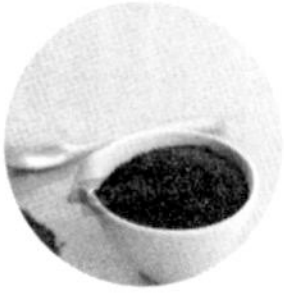

多市售的藥膏，到中醫院接受針灸、推拿、按摩，時常去泡溫泉，但是一點效果也沒有。

我開始擔心自己的膝蓋一輩子也好不起來，就在我心情低落的時候，及時出現救星，她是我以前的女同事，她告訴我說，妳試試喝「黑芝麻飲」看看。

因為我已經拿我的膝蓋一點辦法也沒有，所以決心試試看再說。

首先，我到超市去找黑芝麻。想不到一下子就找到了磨成粉末「黑芝麻粉」。但是我的朋友好心提醒我，那些市售的「黑芝麻粉」都不太純，可能摻進了黑芝麻以外的東西，如果用不純的黑芝麻粉做「黑芝麻飲」，效果會大打折扣。

於是我只好辛苦一些，在超市購買好幾包的黑芝麻，拿回家

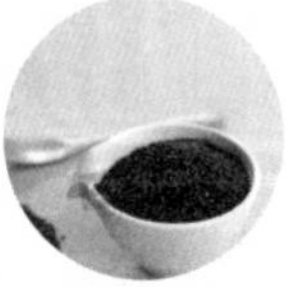

自己炒，再使用我老公的咖啡研磨機磨成粉末。

我每天吃早餐以前，在馬克杯裡倒入兩百ＣＣ的脫脂奶，再放入微波爐裡面，加熱一分鐘左右，取出來後加入兩大匙的黑芝麻粉攪拌均勻，最後加入一小匙蜂蜜，就直接飲用。

到了晚上睡覺前，我會再喝一杯「黑芝麻飲」。「黑芝麻飲」很香醇，喝起來很可口，尤其是在冬天，喝過以後全身會感覺到很溫暖，有助於安眠。

除了早晚各飲用一次的「黑芝麻飲」以外，在白天口渴時，我也喜歡在茶水裡放入一小匙黑芝麻粉，然後直接飲用。

自從喝了「黑芝麻飲」以後，我就喜歡上黑芝麻特有的香味，所以在煮茶做湯時，時常撒入一些黑芝麻。

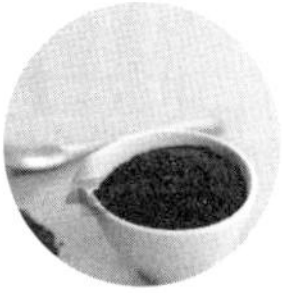

我現在可以毫不費力的爬樓梯

就這樣持續的喝「黑芝麻飲」、吃黑芝麻，我右膝蓋的疼痛慢慢的好轉。

在不到兩個月的時間，我的右膝蓋已經可以稍微彎曲，疼痛的感覺也逐漸減輕。

喝了「黑芝麻飲」八個月，我不但能夠毫不費力的爬樓梯，還能彎曲膝蓋打坐。

同時，「黑芝麻飲」的效果也出現在頭髮的髮色上。我的白頭髮一向很多，所以從三十歲開始就染頭髮。只要出現在額頭前的白頭髮，就會特別的顯眼，為了遮掩白頭髮，我會將頭髮染黑。

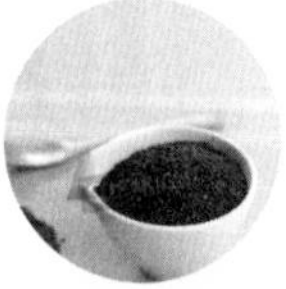

但是從去年開始，我發現額頭前的白頭髮變少了，大部分都是黑頭髮，只剩少數零星的白頭髮。

我很久以前就聽老一輩的人說，吃黑芝麻能夠使頭髮變黑，今天我算是親身體驗了這一件事情。

我有一位八十多歲的外婆，她的頭髮還相當的多，而且很少有白頭髮。我問了母親之後，才知道外婆從以前就很喜歡吃黑芝麻。

看來，黑芝麻真的能使頭髮變黑。

實例2——下半身麻痺獲得改善

十年前，我的兩條腿突然感到麻痺和疼痛，經過醫生的診察

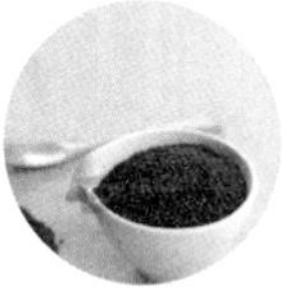

才知道罹患所謂的「多發性硬化症」。這是一種中樞神經系統的疾病，發生原因不明，可以說是難治之病，所以在以後的兩年內，我的一雙腿完全不能動彈。

我在屋裡得靠著一根枴杖生活，遇到非外出不可時只好坐輪椅。由於兩條腿無法動彈的關係，日常生活變得不方便，最感棘手的一件事就是排便。

自從兩條腿不能動以後，腰部以下的知覺漸漸開始麻痺，幾乎沒有任何感覺。而且下半身因為運動量減少的緣故，腸子的蠕動也跟著減少，導致嚴重的便秘。

醫生雖然給我促進排便的藥物，但是這種藥物只要服用的次數多一些，就常常有便意，必須頻繁的跑廁所，因此必須儘量的減少服用量。同時由於腰部肌肉的萎縮，很難將宿便排出來。因

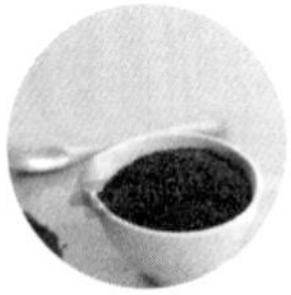

為這樣慢慢的便秘症狀愈來愈嚴重。

只吃一星期就克服便秘

去年秋天，有一位朋友勸我飲用「黑芝麻飲」。他說這種的飲品對於便秘最有幫助。我不知道是真還是假？但是想想現在已經這麼嚴重了，試試看也無妨。

我在早餐前以及睡前各喝一杯（大約兩百ＣＣ）的「黑芝麻飲」。

在一杯牛奶裡放入兩匙黑芝麻粉，充分的攪拌後飲用。早餐吃吐司麵包。這時，我把牛奶先放入微波爐裡加溫，再加入兩匙黑芝麻粉再喝。

想不到喝「黑芝麻飲」才一星期，長久以來的便秘逐漸消失，現在每天都能按時排便。

三十五歲那年，我頭頂的頭髮開始變得稀薄，雖然一直使用生髮劑，但是效果並不顯著。

自從開始喝「黑芝麻飲」，我頭頂部開始長出細細的黑髮，如今頭髮已經變得很濃密，頭頂部的頭皮已經看不見了。

實例3——兩腳變得很有力，頭髮變黑

從兩年前的春天開始，我就喝起了「黑芝麻飲」。剛開始時，我是因為白頭髮太多而喝。以前，我的頭髮很多，顏色又黑又亮。

但是兩年前，白頭髮不斷的長出來，剛開始時，我認為年紀

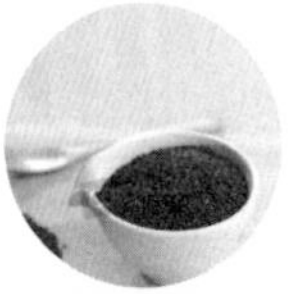

大了白頭髮自然會長出來，所以並不很在意。但是隨著年紀愈來愈大，內心裡逐漸的感覺不安，因為白頭髮實在太多了。

我父親年紀並不大，卻已經滿頭白髮。看了父親的頭髮，我內心非常害怕自己未來也會變成像父親那樣。

「必須採取一些對策，否則頭髮很快就會全部變白」，我心裡這樣想著。

就在我感到焦慮時，一個偶然的機會看到醫學雜誌報導「喝『黑芝麻飲』能使頭髮變黑」，而且「黑芝麻飲」也能使頭髮再長出來。以前我就聽說——黑芝麻能使頭髮變黑，但是不知道該用什麼方法吃，看了這篇報導後現在總算明白了。

於是，我立刻去買黑芝麻，炒熱後磨成粉末，早晚各飲用一次。因為加入蜂蜜，喝起來美味可口。

喝了「黑芝麻飲」，白頭髮好像沒有減少，我有些失望。

不過，我並沒有就此放棄。我仍然持續喝「黑芝麻飲」。就這樣大約經過半年，我突然發現額頭上的頭髮變黑了！

我想，在整整的半年內不見功效之下，我仍然能持續的喝「黑芝麻飲」，不外是因為「黑芝麻飲」很好喝，同時黑芝麻與鮮奶對健康都很有幫助。

腳步比以前更為有力

在頭髮方面，剛開始時，只有額頭部位的頭髮變黑。但是經過約三、四個月，發現整頭的頭髮都變黑了。

我的一些朋友以及理髮店的老闆都說「咦！你的頭髮怎麼變黑啦？」我告訴他們喝了「黑芝麻飲」的緣故，他們都非常驚

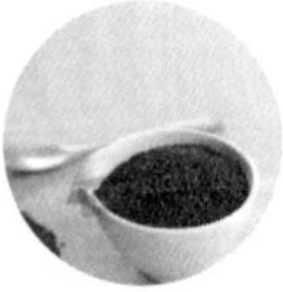

訝。

以前，我很害怕自己會像父親一樣滿頭的白髮，但是在喝了「黑芝麻飲」以後，我的頭髮卻變黑，髮量也奇蹟似的變得豐厚。

我的老婆一直在說「你的頭髮跟以前差不了多少，你認為自己的頭髮變黑，只不過是心理作用而已……」她的嘴裡雖然如此說，但是我發現她也悄悄開始偷喝「黑芝麻飲」。

只是，我老婆由於體質的關係，不能喝牛奶，所以她將牛奶改為優酪乳。

喝「黑芝麻飲」以後，我的身體狀況比以前更良好，不容易感到疲倦。走路也愈來愈輕快，而頭髮的變多與變黑，使我的外表看起來比實際年齡還年輕。

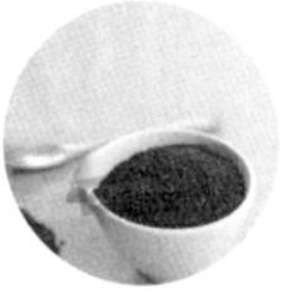

黑芝麻含有豐富的鈣、鐵等礦物質，以及維生素B_1、B_2、E等，還含有優良的胺基酸。

到底是哪一種成分，對頭髮發生作用呢？到目前為止還不太確定。不過，很多人已經憑經驗知道黑芝麻的確能使頭髮變黑。如果你也希望擁有滿頭黑髮，多喝一些「黑芝麻飲」準沒錯！

實例4——治療感冒和消除疲勞很有效

十年前，我就對黑芝麻很感興趣。那時，我幫一家雜誌社撰述有關美食的做法，並且在電視上主持一個烹飪節目。因為工作的關係，常常會接觸到黑芝麻，介紹作法及用法等。

因此我收集了很多有關黑芝麻的資料，才知道黑芝麻含有很

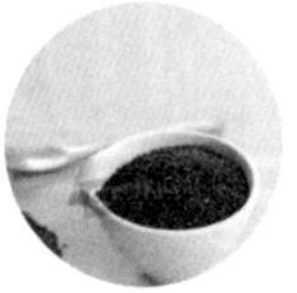

豐富的維生素E及礦物質，是一種的美味的健康食品。

那時，我只要稍微多做一點事情，身體就會感到非常疲勞，又很容易感冒，知道黑芝麻的營養成分後，我決定試試「黑芝麻飲」。

我到一家黑芝麻製品公司，要求他們賣一些純的「黑芝麻粉」給我，因為市售的黑芝麻粉很多都不純。

我將一杯鮮奶放入微波爐加溫約一分鐘，取出之後，在鮮奶裡加入兩大匙的黑芝麻粉，剛開始時，因為我的口味偏重，所以加入的蜂蜜較多，約加了一匙。

我把所有的材料放入玻璃杯裡面，再使用一雙筷子充分的攪拌，如此就可以成為一杯很可口的「黑芝麻飲」。我每天早晚各喝一杯。

加入蜂蜜後很好喝，感覺喝再多也不膩，後來因為擔心體重增加，所以最近已經不喝加蜂蜜的「黑芝麻飲」。

一種健康法是否能夠實施的持久，就要看做法是否簡單。關於這一點，「黑芝麻飲」絕對合格。

整個星期工作也不覺得累

自從喝了「黑芝麻飲」後，我健康情形比以前好很多。以烹飪節目的錄製來說，往往必須從早晨拍到深夜，即使工作一整天，我仍然挺得住。

我完全不需要助手，從購買食材到烹飪，事後的收拾，以及撰寫廣播稿等等……我都是一個人負責。甚至還要準備攝影人員的飲食，這樣一整天下來可以說相當勞累。

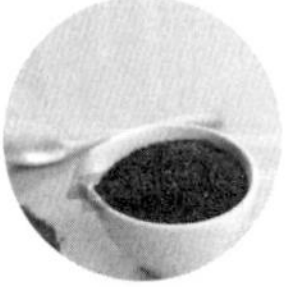

除了這些事情，我還必須到各地尋找美食，有時一天必須跑好幾個地方，非常忙碌。

但是歲月不饒人。

這幾年以來，我逐漸對這樣忙碌的工作感到有些招架不住，每到星期三、四就會開始覺得很疲勞。

一直到我懂得喝「黑芝麻飲」以後，精力才能夠持續到周末，而不致覺得太累。

而且，跟從前比起來，我變得不容易感冒，像在去年感冒大流行時，很多人都被感染，我卻只罹患輕微的傷風。

現在，「黑芝麻飲」已經變成了我健康的守護神。

我不僅喝「黑芝麻飲」，還在每天的生活中活用黑芝麻。我炒黑芝麻加少許的食鹽拌飯吃；把黑芝麻放入菜湯裡喝；梅乾切細加上黑芝麻做成的飯糰則是我最愛的食物。

我認為不管是哪一樣菜餚，只要加入黑芝麻就能夠讓菜吃起來更添風味。

我在電視上介紹每一種食物時，並非只考慮是否美味可口，還要充分的考慮營養的問題，以及是否符合衛生。

食物是維持生命與健康不可或缺的。若以這一點來說，「黑芝麻飲」是其中的代表，為了維護健康，我建議多喝一點「黑芝麻飲」。

實例5——「少年白」不見蹤跡

有些人從年輕開始就有白頭髮，就是所謂的「少年白」。不

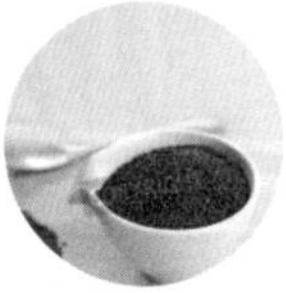

幸地，我正是一名「少年白小姐」，剛過二十五歲的生日不久，我發現我長了不少白頭髮，這使我看起來老了十多歲。

最嚴重的部位是在額頭前，這部位的白頭髮多得離譜，每次一想到就覺得焦燥不安，只能把頭髮染了。想不到從此逃離不了染髮的命運！

染黑後，內心的不安會消失一陣子，但是很快的頭髮長出來，髮根又會恢復成白色，真的令我很苦惱！為此，每兩個月就得染髮三次。

很多人都說，長期持續的染髮會傷到頭髮及頭皮，我當然也不例外。由於髮根變得很脆弱，左右額頭上的頭髮逐漸變得稀薄。

從兩年前開始，我為了不再持續傷害髮根，只好把染髮的間

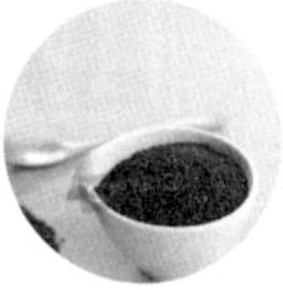

隔拉長。遇到必須外出時，只能使用一些假髮覆蓋在額頭白髮上。

這樣每一個月只要染一次頭髮就行了。

我使用假髮遮蓋白頭髮的兩年後，我聽到一位鄰居表示「喝『黑芝麻飲』能增進健康」的說法。根據這一位鄰居所說，她只喝了一、二個月的「黑芝麻飲」，就改善了從前容易感到疲倦的症狀。

那時，我的心身兩方面都感覺到很疲倦。因為前一年老公猝死，我傷心過度，一直都無法使自己振作起來。在別人面前我裝成很開朗，但是我的心情卻一直無法對這件事釋懷，連帶的健康情形也變得不理想。

正因為如此，聽到喝「黑芝麻飲」能夠改善健康，我就想來

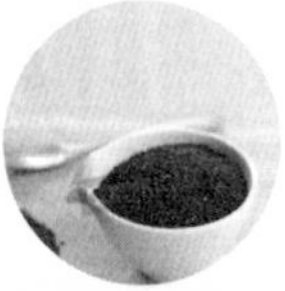

嘗試看看「黑芝麻飲」。

頭頂長出了黑髮

我擔心市售的黑芝麻粉不純，所以自己炒黑芝麻，再利用食物調理機打成粉末。雖然很麻煩，不過我認為可以獲得純的黑芝麻粉，所以很值得。

加溫的鮮奶加上黑芝麻粉，以及少許的蜂蜜，趁熱喝非常的可口。又香又醇，比單喝牛奶美味多了。

那時，我能夠持續不斷的喝「黑芝麻飲」，與其說是為了身體健康，不如說是喜歡上它的美味，所以才能持續的喝下去。

剛開始喝「黑芝麻飲」的兩、三個月，並沒有帶給我任何的變化，我有些失望。

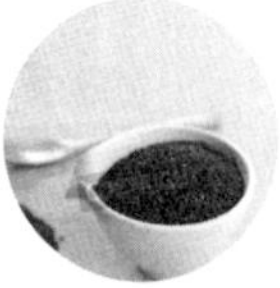

一直到八個月後，我用一面鏡子照自己的頭頂時，察覺到髮根已變成茶色。那時妹妹也在現場，於是我對她說：「這兒的頭髮本來不是白色嗎？」

「是啊！妳那兒的頭髮本來是白色嘛！」

那時，我一時想不起來頭髮為何會變黑？隔了不久以後才想到「黑芝麻飲」，原來，它的效果雖然有點緩慢，但還是發揮出效果。

從此以後，茶色的頭髮又逐漸變成黑色。如今，我已經擁有一頭又黑又亮的頭髮，也不用再染髮了。

對我這個從年輕就少年白的人來說，頭髮變得又黑又亮是一件喜事。被我遺忘的「希望」，又再度的浮現在我的腦海裡。而且身心兩方面都感覺到非常愉快。

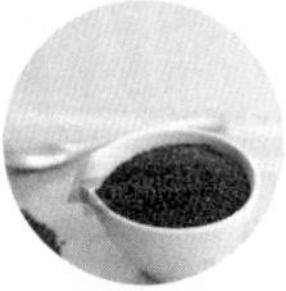

如今，「黑芝麻飲」已經變成我一日不可或缺的健康飲料，以後我仍然會持續的喝下去。

「食物」實在非常不可思議。因為只要長期持續的吃某一種食物，就會發揮出令人想像不到的事情。

實例6——肩膀酸痛，手腳麻痺都消失了

自從結婚以來，就幫著老公從事魚肉冷凍的工作。我負責的事情是把漁船載回來的大魚一條一條的洗淨，再把魚搬進冷凍庫裡面。

雖然在作業的過程中，我都戴著橡皮手套，但是在冰冷的水裡工作幾個小時，兩隻手都會變得非常的僵硬。再加上我幾乎整

天都站著，兩腳也會從腳底冷到大腿。

這種整天浸在冷水裡的工作，真叫人不好受。

因為工作的關係，這十多年來，我一直被肩膀酸痛糾纏著。即使我在一天工作結束後，立刻去洗熱水澡想消除寒氣，仍然無法改善，肩膀仍感到酸痛，兩條手臂從指尖到手臂都覺得麻痺。常常因酸痛而無法入眠。

如果痛的受不了，我只好在棉被裡揉著肩膀以及手臂，但是通常是沒有效果。

最後在無計可施的情形下，只好在半夜從被窩裡爬出來，在肩膀以及手臂貼藥布。

我除了幫助老公從事冷凍業外，工作之餘還必須做家事，所以時常忙得連換藥布的時間都沒有，只好買一張電動按摩床，希

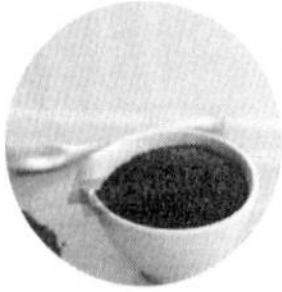

望能減輕痛苦。

每天從工作的地方回家以後，我都會以最快的速度把家事做完，趕緊洗完澡，躺在電動按摩床上面。儘管我做到這種地步，但是肩膀酸痛、手腳麻痺仍然沒有消失。

我已經非常灰心，只好回過頭用老方法——貼藥布。

就在那時有一位歐巴桑告訴我，像我一樣為酸痛以及麻痺所苦的人，就有不少人是吃黑芝麻治好的。聽了她所說的話，我不太相信，所以沒有吃黑芝麻。

又經過半年以後，我在很偶然的機會看到一本醫藥刊物報導說——黑芝麻粉加入牛奶，對於各種肌肉酸痛、麻痺很有效。看了以後，我有一些心動，決心試試。

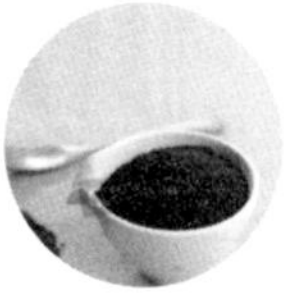

我不再需要按摩床和藥布

那一晚我到家裡附近的超市購買一大包的黑芝麻粉、兩大瓶鮮奶以及一小瓶蜂蜜。

每天吃早餐時，我就在一杯加過熱的鮮奶中，加入兩大匙的黑芝麻粉，以及一小匙的蜂蜜再喝，晚餐時也會再喝一杯。

其實，我本來就喜歡黑芝麻特有的芳香，所以感覺到「黑芝麻飲」非常的美味可口。不過在喝「黑芝麻飲」時，必須一面喝一面使用湯匙攪動，避免黑芝麻沉澱在杯底。

我除了在早晚各喝一杯的「黑芝麻飲」外，也會在日常的生活中儘量多吃一些黑芝麻。

舉一個例子來說，在每天喝的咖啡或者紅茶裡面，只要可

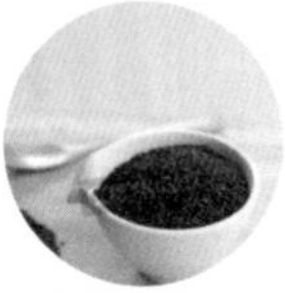

可，我都會加入一些黑芝麻粉。

在烹飪魚、肉、蔬菜時也不例外。甚至在炸魚肉時，麵粉裡也會加入一些黑芝麻。

加入黑芝麻以後，菜餚會變得更為美味可口，而且又可以多吃一些黑芝麻，真可謂一箭雙鵰呢！

就這樣持續的吃黑芝麻、喝「黑芝麻飲」，在不知不覺間手腳的麻痺、肩膀的酸痛居然減輕不少。

也不知從何時開始，我逐漸的離開了那張電動按摩床。以前，我每晚都要在上面躺一會兒，而從開始喝「黑芝麻飲」以來的這一年，我已經完全的離開它，現在它幾乎只是一個大型的家俱而已。

我估計喝「黑芝麻飲」一年後，嚴重的酸痛與麻痺才逐漸改善。

現在，我不但不躺在電動按摩床上面，就連藥布也完全不使用了。

夜晚睡覺前，手指到手臂間不再感到麻痺，肩膀也完全不再酸痛。

自從喝了「黑芝麻飲」，我的體質似乎獲得了大幅度的改善，每天都能健康的過日子。

嚴重的手腳麻痺，以及肩膀的酸痛，帶來的痛苦，不是外人能夠想像得到的。而且，有不少人長年無法擺脫這種痛苦。想治好這些病痛，必須耗費一些時間，耐心的治療。

肩膀酸痛雖然可以用服藥的方式治療，不過，長期持續的服用藥物一定會帶來副作用。

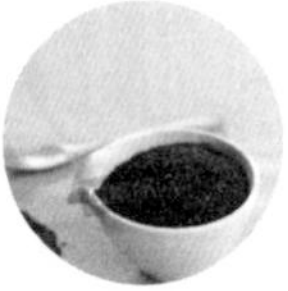

針對這一點來說，像「黑芝麻飲」這類自然食品，就算長期持續的飲用，或者多喝一些也不會有副作用。

實例7——高齡奶奶的健康秘方——黑芝麻飲

我已經過了八十歲的生日，以全世界來說，是最高齡的服裝設計師之一。而且我仍然沒有退休，依舊在工作的第一線。

現在的「服裝業」已經採取了分工的制度。但是在我們的年代，所謂的「服裝業者」工作很繁多，從服飾的設計、剪裁到縫製等等……幾乎全部都要包辦，所以非常的忙碌。

從年輕開始，除了裁縫師的工作外，家庭方面的工作也不能馬虎，回到家還得做家事，照顧家人，並且指導有志於裁縫師工

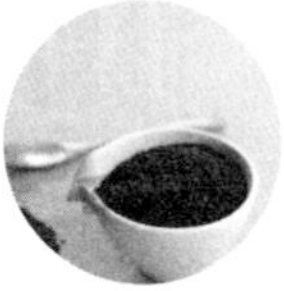

作的兩個女兒。

同時，也必須時常舉辦所謂的「時裝展示會」，表現時裝的流行趨向。正因為如此，我們那個年代的服裝設計師（也就是裁縫師）體力一定要很好，才能勝任種種繁重的工作。

最近，我已經沒有舉行服裝展示會，不過還在從事服裝的設計。最忙碌時，一個月就要出席七場的演講，一直天南地北的奔波，有時也要到國外。

我一個月平均只能休息兩天，因為非常忙碌，所以很少在家吃晚餐。

我能夠充滿精力的工作，甚至東奔西走，年紀這麼大還能忙碌的生活，是因為我有維護健康的至寶——「黑芝麻飲」。

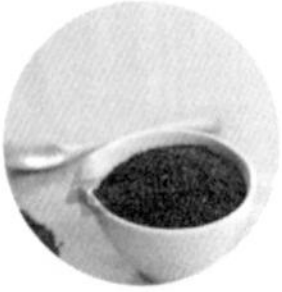

骨骼比十年前強健

我從小就不喜歡吃蔬菜，一直到將近八十歲為止，幾乎沒有吃過任何的蔬菜。正因為如此，我也很少吃黑芝麻，更不曾在煮東西時加入黑芝麻。只有偶爾在吃飯糰時會吃幾粒黑芝麻而已。

而牛奶是我最喜歡的東西之一。口渴時我就把它當成茶水飲用。

一直到兩年前，我才知道黑芝麻對健康非常的有幫助，於是我就立刻試試。

牛奶加入黑芝麻以後，牛奶變得更好喝了。自從那一天，「黑芝麻飲」就變成我早餐必備的飲料。

「黑芝麻飲」的做法很簡單，只要在一杯牛奶（約二百C

C）裡加入兩大匙黑芝麻粉就可以了。在喝「黑芝麻飲」時必須一邊喝一邊攪拌，否則，黑芝麻粉會沉澱在杯底。

如果覺得這樣喝太單調，可以加入一小匙的蜂蜜。如此一來就會更美味可口了。因為怕發胖，所以我選擇低脂牛奶。

維持健康有很多種方法，不過必須合乎簡單又省錢的條件，才能持之以恆。針對這一點，「黑芝麻飲」很適合每個人。

在喝「黑芝麻飲」以前，我的健康已經算很不錯。自從喝「黑芝麻飲」以後，卻發生好幾件令我感到驚訝的事情。

我這個人一向粗心大意，常會從樓梯摔下來。在五、六年前我從樓梯摔了下來並折斷了鎖骨，讓我臥床半個月左右。

喝「黑芝麻飲」以後，又有一次從樓梯摔了下來，傷了一雙腿。由於內出血的關係，一雙腿變成烏青一片。

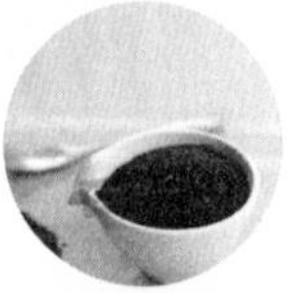

想不到，醫生利用X光檢查腿是否摔斷時，發現骨骼並沒有任何的異常。醫生感到不解，又照了一次，仍舊沒有發現異常。我相信這是由於我持續喝「黑芝麻飲」的好結果。

從這件事情判斷，醫生跟我說不必擔心骨質疏鬆症。從那一天以來，我更認真的喝起「黑芝麻飲」。

之後，我不再輕易的感冒，皮膚也變得比以前好了一些。不僅如此而已，本來長在手臂上的黑斑也逐漸的淡化。

自從喝了「黑芝麻飲」後，我的體力倍增，現在我可以當著二、三百個人的面前演講，而且不必使用擴音機。換作以前，我絕對沒有這種能耐。

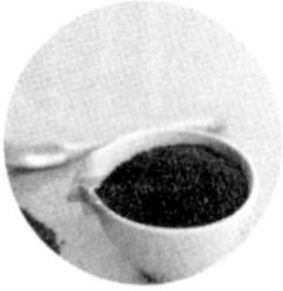

實例8——皮膚變得很好

我已經喝了三個多月的「黑芝麻飲」。最大的目的是減輕一些體重。我那時看到一本雜誌刊出好幾個人喝「黑芝麻飲」而成功減輕體重的例子，所以我也躍躍欲試。

夏天的腳步近了，為了到海邊戲水，我非穿泳衣不可，但是我的身材比較肥胖——五十五公斤（身高一五二公分）。因此我對自己的身材沒有信心，所以我從沒穿過泳衣。

以前，我試過各種減重辦法，但沒有一次成功過，每一次都以失敗收場。

我在早餐和晚餐時都喝「黑芝麻飲」。

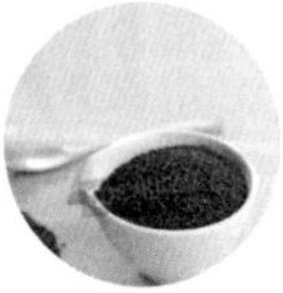

每一次都喝二百五十ＣＣ到三百ＣＣ之間，喝下「黑芝麻飲」肚子會有飽足感，所以會吃不下飯菜。

每天早晨起床後，和夜晚睡覺前，我一定會量體重，每次都沒有讓我失望，每天都能減輕一些體重。

這一次我對「黑芝麻飲」有很大的期待。結果我成功了！我在兩個月瘦了四公斤。這是我有生以來第一次減掉這麼多體重。

牛仔褲與襯衫都變大了

現在，我的牛仔褲與襯衫對我來說都太大。除了體重的變化外，以前我的臉上長著不少面皰，如今都不見了，臉上皮膚變得很好、很光滑。

除了這些外在看得到的改善，我的排便情況也改善了。以前

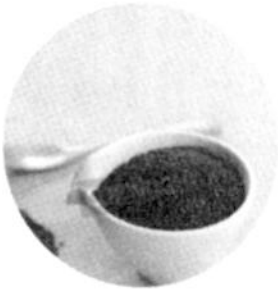

我一直擺脫不了便秘的糾纏，只好時常服用軟便劑。現在已經不必依賴軟便劑了，每天都能輕鬆的排便。

實例9——長年來的糖尿病獲得很大的改善

我對讀書很有興趣，現在仍然在「老人大學」裡選讀一些語文學，以及近代史之類的課程。但是為了多讀一些書，一定要有相當的集中力、注意力，以及健康的身體。

為了研究學問、必須先使身體強壯。正因為如此，我試過了很多健康法。

我現在仍然在實施的健康法，就是喝「黑芝麻飲」和每天徒步一小時。我會開始喝「黑芝麻飲」是因為聽到一位鄰居說，

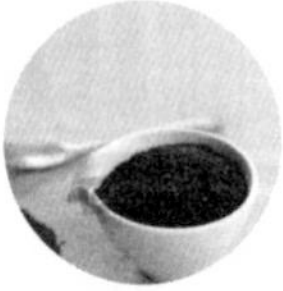

「黑芝麻飲」對健康很有益處，而那時也是醫生頻頻叫我減重的時候。

我長年罹患糖尿病，血糖值最高時，曾經達到三百mg／dl。為了治療糖尿病，醫生叫我減輕一些體重。

於是我開始在早晚兩餐前，各喝二百五十ＣＣ的「黑芝麻飲」。

喝下一杯「黑芝麻飲」以後，飯量就會減少很多。以前，我吃飯時，總會吃不少肉，喝不少酒。很奇怪的是——開始喝「黑芝麻飲」不久，我就可以不在晚餐時喝酒了。

我感覺到納悶，所以暫停幾天不喝「黑芝麻飲」，沒想到不喝「黑芝麻飲」後又開始想喝酒了。所以我只好持續的喝「黑芝麻飲」。

而且，我變成不怎麼愛吃肉了。以前是每天的晚餐都會吃，現在只要一星期吃兩次就覺得足夠。

瘦了五公斤

自從喝了「黑芝麻飲」以後，我感覺到身體變得很輕盈。至於體重方面……可能是我年紀大的關係，所以不能像年輕人一樣很快的瘦下來。

不過，經過一年以後，我還是瘦了五公斤。

我的體重本來為七十五公斤（身高一七〇公分），現在已經減輕到六十九公斤。

以前我曾經在一本醫學刊物上看到這樣的報導——「超過五十歲的人，不宜急速的減輕體重，如果在短期間內減少很多體重

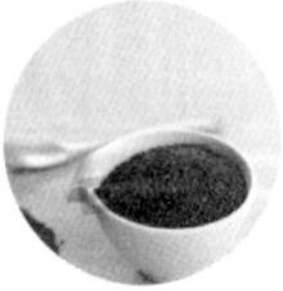

的話，身體可能會受不了而生病。」所以我認為在一年內減輕五公斤剛剛好。

這之後，我的體重還在緩慢的減輕，血糖值也跟著下降。

一年以後，本來高達三百mg／dl的血糖值，降低到二百mg／dl。而且血糖值仍然在下降，現在已經下降到一二〇到一三〇mg／dl之間而安定下來。

喝「黑芝麻飲」給我帶來很多的好處，不但血糖值下降，身體狀況也變得很好，這麼好的食物當然要持續的喝。

我的老婆跟我一起喝了「黑芝麻飲」以後，體重也減輕四公斤。

對於年紀在五十歲以上的人來說，極端的減少食物，增加身體負擔的減重法，實在有一點危險。最好利用自己吃慣的東西減

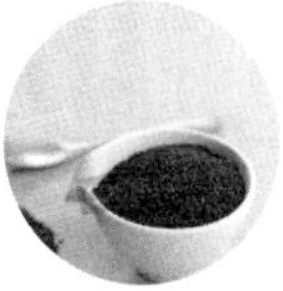

重，才比較安全。

「黑芝麻飲」的好處是——不必節制飲食，而且黑芝麻與牛奶是我們經常都會吃到的食物，所以很安全。

而且，能夠靠著黑芝麻與牛奶的營養提高免疫力，又能瘦身，所以體重減輕，也不必擔心會損及健康。

實例10——胃病完全消失

我在一年以前才知道喝「黑芝麻飲」的好處。有一天，有一位體態窈窕的女同事聽到我胃腸不舒服後，對我說：「妳要不要喝『黑芝麻飲』看看，身體狀況不好，或出外旅行環境改變，都不會便秘。」

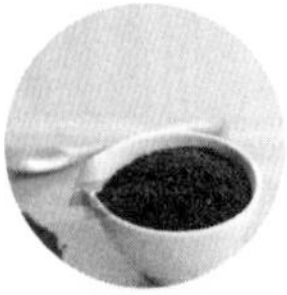

於是我就開始嘗試喝「黑芝麻飲」，我一開始喝之後立刻就喜歡上它的味道，因為它非常的可口好喝。

我試過了將近十種的所謂「健康法」，但是每一次都在中途放棄，原因是不好喝。

關於這方面，「黑芝麻飲」可以說百分之百的沒有缺點，非常的好喝。我不知道它在營養方面的成分，但是由於好喝，所以我決心持續喝下去。

我都在早餐以及晚餐時各喝一杯「黑芝麻飲」。

我都是在餐前做好「黑芝麻飲」，將它放置在冰箱，早晚餐前再取出來飲用。因為黑芝麻粉會沉澱於杯底，所以必須充分攪拌後才可以飲用。晚餐吃的太多時，我就會少喝一些。

我喝了一星期「黑芝麻飲」以後，身體狀況仍然沒有任何變化。讓我有一點失望，認為它只是好喝而已，並沒有任何的作用。

不過到了第十天時，我一早就感到便意，進入洗手間後排出很多的宿便，嚇了我一大跳！

這一天開始，這以後不管是睡眠不足，沒有吃蔬菜、水果，或者身體狀況不怎麼良好，每天都能按時的排便一次。我從此不再便秘。

自從開始喝「黑芝麻飲」，我的皮膚也改善了許多。在這以前，每次到了季節交換的時期，我的皮膚就會突然變得很乾燥。皮膚一旦變得乾燥，我使用再高級的化妝品也沒辦法改善。因為不能化妝，只好醜著一張臉去上班。

可是現在呢！季節變化的時期，我的皮膚再也不會變得乾

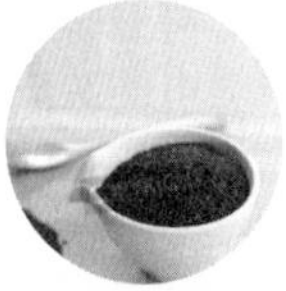

燥。皮膚逐漸變得光滑細緻。本來我的背部長著不少類似面皰的東西，如今也經完全消失。

我的胃很脆弱，只要喝一杯咖啡就會痛起來。就連感冒時胃部也會感到非常的不舒服。

胃一旦感到不舒服，就連平時自己喜歡吃的食物也不敢吃。每次遇到這種情形只要喝一些「黑芝麻飲」胃就不疼了。

現在，我的胃已經變得健康多了，就算喝一杯咖啡也不會感到疼痛或者不舒服。

黑芝麻豆渣餅

治療症狀：對減重、美容、便秘很有效

現在，刮起一陣吃「黑芝麻豆渣餅」減重的旋風。因為效果快速又確實，幾乎任何體質的人都適合這種減重方法，有體重困擾的你，也不妨試試。

減重與熱量（我們所攝取的卡洛里），以及心臟具有密切的關係。在我們的臟器裡面，心臟必須晝夜無休的工作，所以心臟需要很多的熱量。

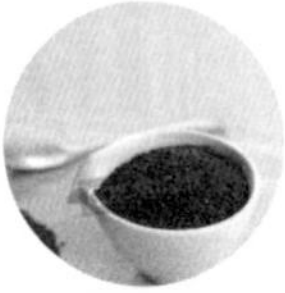

心臟利用的熱量有葡萄糖與脂肪兩種。遇到血脂中有葡萄糖與脂肪時，葡萄糖會優先被使用。如此一來，多餘的脂肪會逐漸累積，造成肥胖。

想要讓心臟把脂肪當成熱量的話，必須使血液轉變為沒有葡萄糖的狀況。

想要達到減重的目的，只要在晚餐時不吃白米飯及麵包等碳水化合物等食物就不會產生葡萄糖，到了夜間心臟只好把脂肪當成熱量使用。

只要不吃白米飯以及麵類，多吃一些蔬菜、魚也沒有關係。甚至喝酒都沒關係！

做到這種程度，減重的底已經算是打好了。

不過為了更完美而確實的減重，應該在每天的早餐吃「黑芝

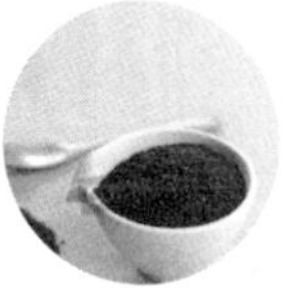

麻豆渣餅」。

早餐吃「黑芝麻豆渣餅」減重效果好

「黑芝麻豆渣餅」是使用黑芝麻與黃豆渣做成的低卡洛里餅乾。

黑芝麻與豆渣都是傳統食物，雖然卡洛里含量少，卻非常營養。

豆渣屬於一種優良的蛋白質食物，對於製造肌肉，以及提高新陳代謝很有幫助。其含有豐富植物纖維能夠在肚子裡面膨脹，所以很容易有飽足感，對消除便秘很有效果。

豆渣不但有助於減重，減少過多的膽固醇，能使偏高的血壓下降，對於改善慢性病很有幫助。

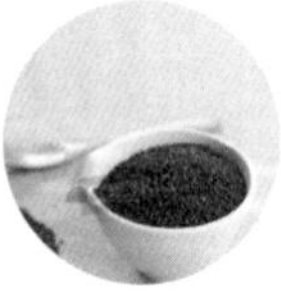

另一方面黑芝麻也含有優良的蛋白質，以及很豐富的植物纖維，維生素B_1、B_2、鈣、鎂等礦物質。

黑芝麻含有的脂肪能夠維持血管彈性，讓血液變得乾淨，能大幅度的改善動脈硬化，以及膽固醇過多的問題。

這兩種食物混合在一起以後，能夠變成減重中營養萬全的補助食品。

市售的餅乾通常糖分過多，而變成肥胖的幫凶。但是，豆渣餅含有的卡洛里很低，不僅不會使人發胖，跟黑芝麻配合以後，更將成為減重的的聖品。

一般來說，如果在早餐時吃五十公克左右的「黑芝麻豆渣餅」，再配合一杯黑咖啡，一個月平均可以減輕二・五公斤。持續半年來就可以減輕很多的體重。

在早餐時吃「黑芝麻豆渣餅」是最有效的。在減重當中不宜吃太多的甜品，不過「黑芝麻豆渣餅」含有的適度糖分，是全身活動必要的熱量。正因為如此，想要有效的減重的話，最好在一天開始的早餐吃。

一、「黑芝麻豆渣餅」的做法

對於減重有很大功效的「黑芝麻豆渣餅」，做起來很簡單，一點也不複雜。以下就要介紹兩種「黑芝麻豆渣餅」的做法。一種使用烤箱做，另外一種則使用平底鍋做。

做「黑芝麻豆渣餅」使用的砂糖，比起一般餅乾所使用的砂

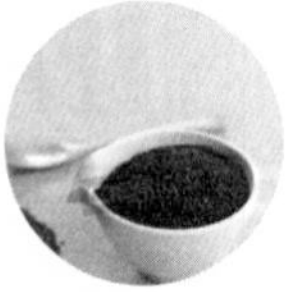

糖的量少很多，只是稍微有些甜味。也可以用紅糖代替。

至於做「黑芝麻豆渣餅」使用的加熱時間，只供參考，可依自己家裡的烤箱或平底鍋使用的火力調節。

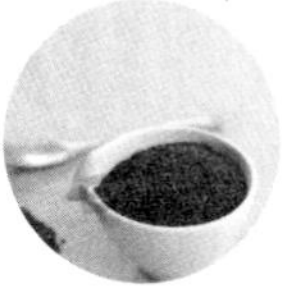

材料（十五個）

黑芝麻粉　兩大匙
豆渣　八十公克（可以在豆漿店買到或自製）
奶油　一百公克
砂糖　五十公克（約量米杯1/4）
麵粉　一百公克（約量米杯半杯）
雞蛋　一個（只用蛋白）

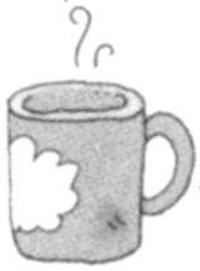

做法

步驟1：
手擠除去豆渣多餘的水分。

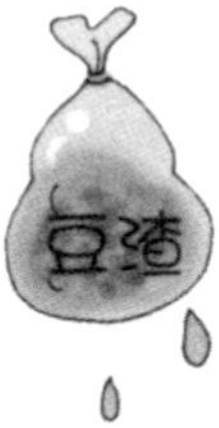

小撇步：剛買回來的豆渣含水量太多，所以要擠掉多餘的水分。

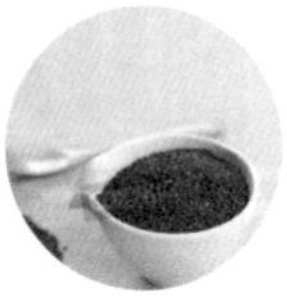

步驟2：把豆渣攤放在耐熱容器裡，再利用微波爐加熱兩分鐘，或放入平底鍋裡炒一下，使豆渣變得乾鬆。

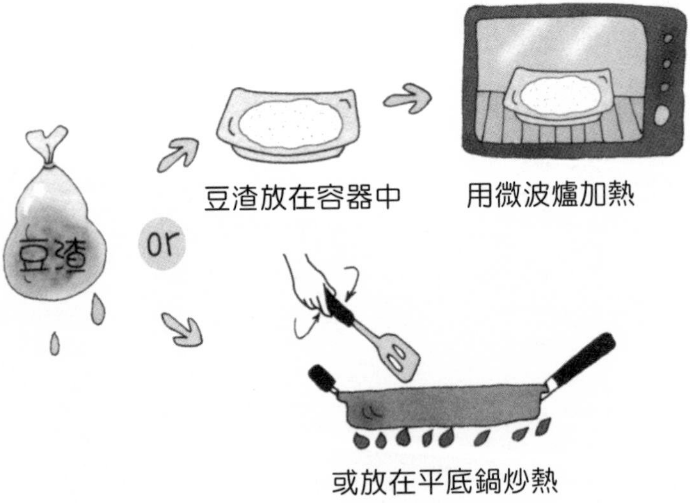

步驟3：
使奶油在室溫下變軟，再利用飯匙等充分的攪和，以便拌入空氣。也可以將奶油放入微波爐裡，加熱一到兩分鐘，如此也能變軟。

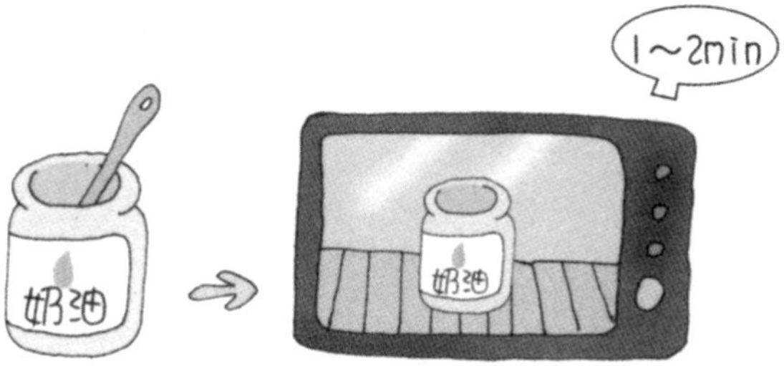

步驟4：
熱過的豆渣加入砂糖，充分的攪拌。

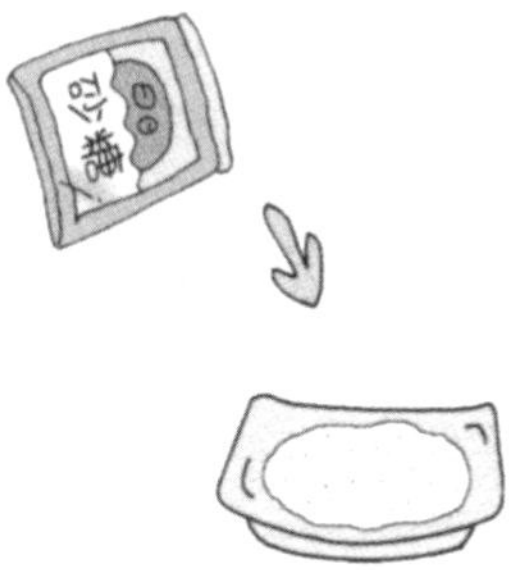

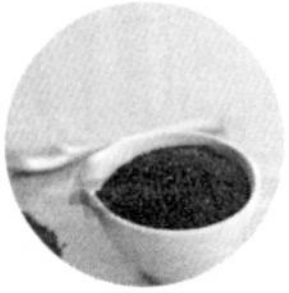

步驟5：再將黑芝麻粉、豆渣、奶油、麵粉、蛋白等所有材料，充分的攪拌，使各種材料充分混合在一起。

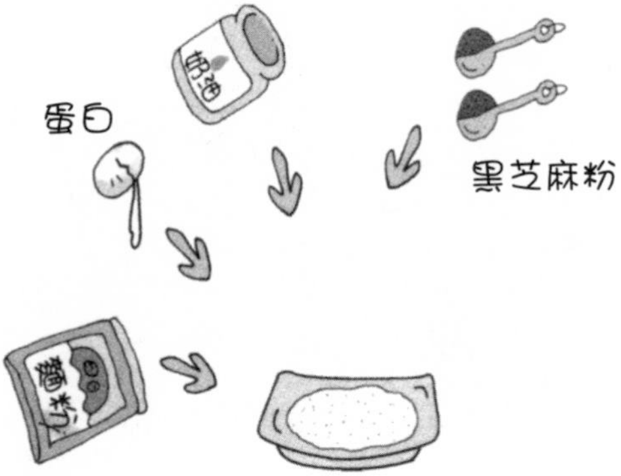

步驟6：攪拌好後，放置在室溫下三十分鐘，製作餅乾的麵糰就做好了。

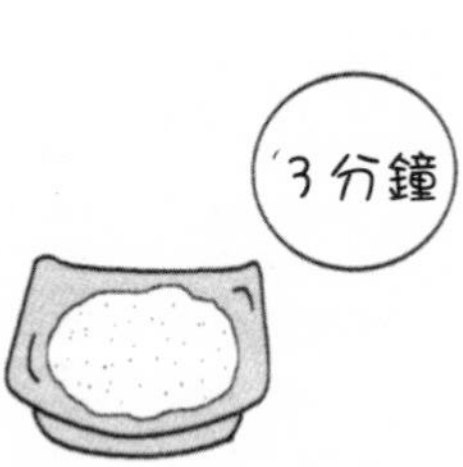

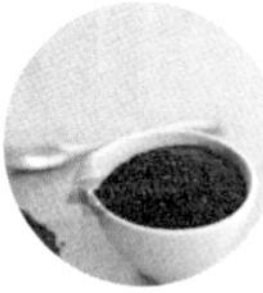

使用烤箱的作法

一、在鐵盤或玻璃盤上鋪一層紙（不鋪也可以），利用湯匙把分成十五到十六等分的材料放置於鐵盤或玻璃盤上。再使用沾著油脂的叉子背面壓薄壓寬。最好壓薄一些，這樣吃起來口感比較良好，最好以半公分的厚度烤熱。

二、再放入一百八十度的烤箱中烤十五分鐘。

三、時間到以後，再把烤箱的溫度改為一百六十度續烤十分鐘就行。

四、吃的量沒有硬性規定，不過一餐以吃三到四片當成主食比較合適。

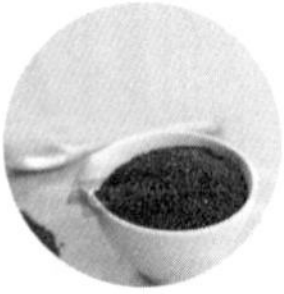

使用平底鍋的作法

一、家裡若沒有烤箱，可使用平底鍋替代。

二、首先把等分（約分成三十個上下）的材料壓平。

三、把壓成約〇・三公分厚度的材料放入平底鍋裡，使用弱火煎烤五到七分鐘。再翻過來煎烤五到七分鐘。

四、待兩面都變成褐色就可以了。

二、有關「黑芝麻豆渣餅」的一些問題

問：「黑芝麻豆渣餅」不能在晚餐時吃嗎？

答：可以在晚餐吃。不過在早餐吃比較有效果。一來因為早

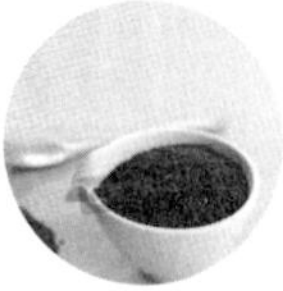

晨肚子空著，吸收力最好。同時，在早晨吃了之後，就會在白天裡慢慢發生作用，對於減重的效果比較大。

問：「黑芝麻豆渣餅」可以不加糖嗎？

答：如果不喜歡吃糖，不加糖也可以。不過，吃起來味覺會大打折扣。

其實，只加入一點糖是絕對不會讓人發胖。

「黑芝麻豆渣餅」含有的適度糖分，是全身必要的熱量。正因為如此，想要有效的減重，又想保持體力，最好加入適度的糖。或可用紅糖取代。

問：任何人都可以吃「黑芝麻豆渣餅」嗎？

答：「黑芝麻豆渣餅」只是一種食品，非醫藥品，老人家和孩童都可以吃。

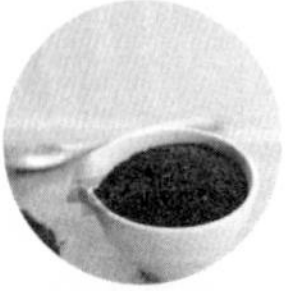

如果是孩童的話，可以吃成年人一半的量。或者利用熱開水泡開「黑芝麻豆渣餅」吃。

問：吃「黑芝麻豆渣餅」的量一定要限制嗎？

答：不必限制，多吃一些也無妨。反過來說，每次必須吃三到四個才行，吃太少不會有效果。

三、吃「黑芝麻豆渣餅」成功減重、美容實例

實例1——三星期減輕五公斤，皺紋、黑斑消失

生大女兒前，我的體重只有四十公斤（身高一五四公分）。

想不到在生過大女兒後，竟然胖到五十二公斤。然後到現在，我的體重就一直維持在五十二公斤。

過了三十五歲，我變得很容易發胖。那時我已經辭掉工作，不上班，整天關在家裡，當一名專職的家庭主婦。

「專職的家庭主婦」這個頭銜真是害慘了我。每天待在家裡，可能是因為很少運動的關係，我竟然胖到五十七公斤。

我很焦急，開始減少飲食想要減重，但是體重仍然是維持五十七公斤。

我想到我的母親，她很肥胖，看到她臃腫以及滿身肥油的樣子，我非常害怕自己也步上她的後塵，於是決定要減重。

那時，有一位美容師正在推廣所謂的「黑芝麻豆渣餅」減重法。我曾去參加過她的講習會。我聽過之後，很同意她的說法，

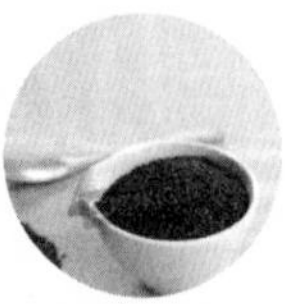

決心試試。

我去購買必要的材料，因為我家沒有烤箱，我只好使用平底鍋做「黑芝麻豆渣餅」。

因為我擔心會烤不熟，所以把「黑芝麻豆渣餅」做得小一些。

還好我第一次就做成功。因為「黑芝麻豆渣餅」是低卡洛里食物，所以可以很放心的吃，也不用擔心發胖的問題。而且它含有豐富的食物纖維，吃了之後會有飽足感，久久也不會覺得餓。

我吃「黑芝麻豆渣餅」的方法是——稍微減少一些早餐及晚餐的量，感到饑餓時，就吃五、六個「黑芝麻豆渣餅」，並且喝一杯茶。

我每天大約喝五次茶，所以一天大約吃三十個左右的「黑芝麻豆渣餅」。

在還沒吃「黑芝麻豆渣餅」時，我有便秘的傾向，三、四天不上大號是常有的事。而且每一次都要耗掉半小時左右，所以我只好帶一本雜誌進去邊等邊消遣。

吃了「黑芝麻豆渣餅」一個星期後，我的便秘就自然痊癒。有時一天甚至上好幾次大號，而且很快就上好了，所以我就不必帶雜誌進去廁所消磨時間了。

當初，我訂下兩個月減輕五公斤的目標，開始吃「黑芝麻豆渣餅」以後，做夢也想不到在三星期就減輕了五公斤，使我的身體變成了五十二公斤。

從此以後，只要體重稍微增加，我就會少吃一些飯，而多吃一些「黑芝麻豆渣餅」。

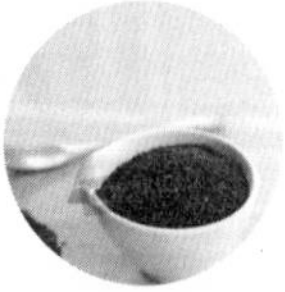

長年煩惱的黑斑、皺紋消失了

不久，我開始上班。我的工作坐辦公桌的時間比較少，幾乎都在出差。

每次出差的期間，都只能在外面解決吃喝的問題。在這種情形，我害怕體重又增加。所以早、晚餐只好在外面吃，到了吃晚餐時，則完全不吃飯菜，只吃一些「黑芝麻豆渣餅」。

為了控制體重，在半年內，我至少實施三次吃「黑芝麻豆渣餅的減重方法」。

上一個月，我就剛剛減了四公斤的體重！在減重的時期，我每天晚餐只吃十五個「黑芝麻豆渣餅」。

吃「黑芝麻豆渣餅」以後，我感覺到變化最多的是——背部以及肚子周圍及臀部一帶。這些部位多餘的脂肪會消失，皮膚會變得緊繃。

減重後，我的身體脂肪率從百分之三十降低到百分之二十二。

如果是使用其它減重方法，在短時間減掉大幅的體重，身體通常會吃不消，皮膚的狀況會變差，不是變粗糙就是變得沒光澤，但是我並沒有受到這種負面影響。

吃「黑芝麻豆渣餅」減重成功後，我周圍很多女性都異口同聲的問我：「妳最近使用什麼牌子的化妝品，皮膚變得超好。」

因為我的皮膚變得出奇的好，她們都以為我是因為換了某種價昂的外國化妝品的原因呢！其實我還是使用原來的化妝品。

我原本佈滿在臉上的小細紋也消失了！

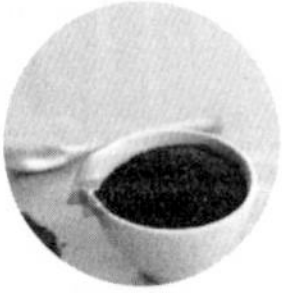

我從孩童時代臉上就佈滿了小細紋。到了二十五歲時只要一笑，從嘴角到眼尾就會出現很多的小細紋。我從小就很愛美，為了不讓別人看到我的皺紋，我老是緊繃著一張小臉，所以大人都叫我「小晚娘」。

如今，我臉上的小細紋全都不見了！

更叫我高興的是——我兩頰上面的好幾個黑斑都消失了。在我生產以後，那些黑斑顏色逐漸的變深。想不到在吃「黑芝麻豆渣餅」減重以後，那些黑斑就逐漸的變淡，終於消失。

吃「黑芝麻豆渣餅」，必須仔細咀嚼，所以經過一段時間之後，我的下巴線條變成很明顯，所以整個臉孔看起來也變小了一些。

吃「黑芝麻豆渣餅」有很多的好處，大家不妨也來吃吃看。

實例2——鬆弛的雙下巴不見了

我在三十歲時，體重只有五十二公斤（身高一五五公分）。想不到到了三十四歲時，體重卻增加到六十公斤。

以前，只要稍微發福，我就控制飲食，很輕鬆的就可以減輕三公斤左右。

過了三十三歲以後，我發現，就算我努力的限制飲食，體重依然一直直線上升，費了九牛二虎之力，仍然只是徒費力氣。體重始終沒有減到六十公斤以下。

從去年的秋天開始，我的體重一直往上增加！

因為我的工作時間很不規則，回到家大部分都已經是深夜。

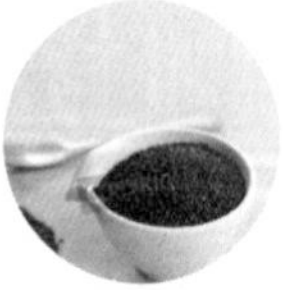

很晚才回家的時候，總會坐在椅子上休息一下，再吃一些東西，安慰自己一天的辛勞。

而且，我喜歡吃甜的東西，像很甜的咖啡、紅豆湯、很甜的麵包等等……，但在深夜吃完很甜的食物，之後立刻睡覺，不胖才怪！

於是，我的體重以每個月一公斤的速度增加，到了去年的冬天已經變成六十四公斤。

我開始覺得緊張，也決定不再深夜吃甜食，甚至早餐也不吃了，但是體重仍然沒有減輕。

過年以後，體重仍然留在六十公斤。在這種情形之下，以前的衣服根本無法穿。

一直到了三月初，才有人教我吃「黑芝麻豆渣餅」減重方法。

不必餓肚子也能減重

如果在吃晚餐前，肚子已經感到饑餓，我大約會吃五到六個「黑芝麻豆渣餅」來抑制空腹的感覺。

在吃「黑芝麻豆渣餅」的同時最好同時喝一些水，在肚子裡的「黑芝麻豆渣餅」就會膨脹起來，使肚子有飽足感，所以我同時會喝一些蔬菜湯。

吃完少許的晚餐，如果又肚子餓，我也會吃幾個「黑芝麻豆渣餅」，充當宵夜。

我問過吃「黑芝麻豆渣餅」的人。他們都異口同聲的說，吃過之後便秘就消失了。

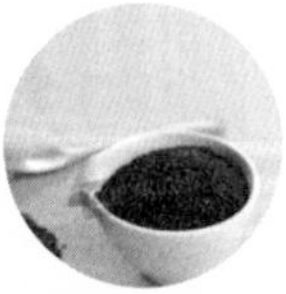

其實，我自己也有嚴重的便秘。平均一星期才上一次大號。醫生說，我在體質上屬於腸道蠕動比較弱的人，也就是一種腸道的疾病。

我在每天至少吃一次的「黑芝麻豆渣餅」以後，僅僅一星期的時間，便秘就消失了。

結果呢？在三個月內，我的體重減輕了八公斤。

吃「黑芝麻豆渣餅」時，因為必須稍微用力的咀嚼，下巴的贅肉也因此而消失。

以前，我只要稍微收收下巴，雙下巴就會出現，而且皮膚感覺很鬆弛。現在，肌肉的鬆弛已不復見，下巴的線條已經顯露出來。

而且，我的臉孔老是紅紅的，皮膚也相當的粗糙，毛細孔很明顯，臉上又長了不少面皰，如今這些缺點都不見了，皮膚變得好看多了。

吃「黑芝麻豆渣餅」似乎對矯正味覺也有功效。

以前，我很喜歡吃漢堡、薯條等的食物，而且吃的量很驚人。

不過，自從吃「黑芝麻豆渣餅」以後，我的味覺已經完全改正過來了。現在我只能夠吃自然的食物，對那些漢堡、薯條等速食食物已吃不習慣。

實例3——腰帶孔往內退了兩格

我在廣播電台做事，職務是導播。錄一個小時的節目，通常

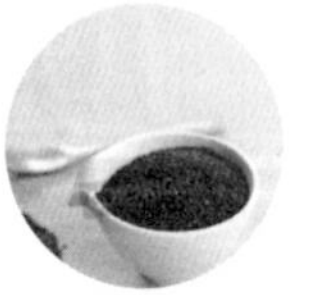

至少要耗費四到五個小時。

通常，我們一口氣就要收錄二到三個小時的節目，所以長時間都關在錄音間。

在這種工作情況下，生活作息完全被打亂。同時，在收錄工作的時段內，只有一次的休息，精神的疲倦可想而知。

工作暫停，肚子往往會感到饑餓，所以在那一小段的休息時間裡，就會不知不覺的吃起甜的食物，我幾乎都是吃蛋糕、麵包以及甜的飲料。

本來，我的體重是六十公斤（身高為一七二公分），但是由於工作時間的不規則，再加上吃了不少甜食的關係，這半年來胖了八公斤，變成七十三公斤。

這麼胖的代價就是肚子有一圈肥油，臀部變得很大，說多難看就有多難看。有幾件褲子再也穿不下，只好送給別人。

大約三個月前，我透過廣播界的朋友得知吃「黑芝麻豆渣餅」對減重很有幫助，於是就想來試試。

我回到家以後，到附近的豆漿店買了一袋的豆渣，又買了黑芝麻等食品，漏夜利用烤箱做好了一星期份的「黑芝麻豆渣餅」。

我把做好的「黑芝麻豆渣餅」利用鋁箔紙包好，再放入冰箱裡保存。

之後，只要是收錄節目的空檔，或者黃昏時感到饑餓，我就不再吃甜食了，而改吃「黑芝麻豆渣餅」。

我至少每天吃三次，一次約吃五到六個。

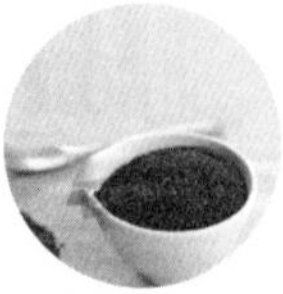

我的腸子本來就不好，從小就會一直重複下痢與便秘。每次便秘時，肚子明顯會脹大起來，常常四、五天都無法排便。不過，自從吃了「黑芝麻豆渣餅」後，大約隔一、二天就能夠排便一次。

在一個半月之內，我的腰帶孔往後退了兩洞。體重減輕了六公斤，周圍的人都說我變瘦了。

實例4——裙子的腰圍變鬆，面皰消失了

我很容易長面皰。記得在小學四、五年級時，每位同學的臉蛋都很光滑，我的臉就已經凹凸不平了。而且我的面皰是那種紅色而且會腫大，有時還會化膿。

因此，我的臉看起來老是髒兮兮的，同學們都不想接近我，那時的我很孤單。

我在國中畢業後就不再升學，到美容院當學徒。那時，也不知道是為了什麼原因？我的面皰減少了很多，所以臉感覺變得乾淨一些。

三十歲那一年，我開了一家小小的美容院。

大約在一年半以前，有一位常來店裡光顧的客人，看了我的臉，就叫我吃「黑芝麻豆渣餅」看看。

她說吃「黑芝麻豆渣餅」能夠美化皮膚，也能減重。

我本來的體重是四十八公斤，身高為一五八公分，體型還算不錯。但是在不久後身材就變走樣了。

我開了美容院以後，學會了抽菸。後來才知道，抽菸對身體

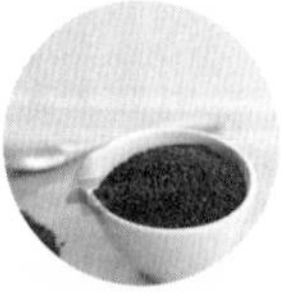

有害，所以毅然的戒了菸。

戒菸雖然很成功，想不到在戒菸以後，食欲變得很好，看到什麼都想吃，覺得每樣食物看起來都很美味可口，所以就會吃得很多。

結果呢？可想而知，變胖了，體重增加了七公斤，變成了五十五公斤。

到了這個地步，我開始慌張了起來。原本已經相當乾淨的面孔，又開始長出很多面皰。

所幸，那一位女客人及時救了我。

我趁著工作的空檔，到五公里外的豆腐店購買了一袋的豆渣，又到雜貨店購買黑芝麻、奶油等等的材料，動手做起「黑芝麻豆渣餅」。

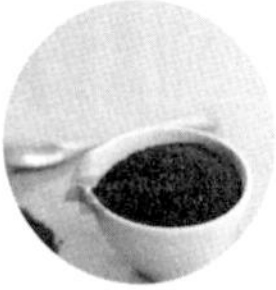

想不到，因為火候控制不當，所以第一次以失敗收場，我在重複兩次失敗後才成功。

接著我就開始積極的吃起「黑芝麻豆渣餅」。那時我也會到附近的河堤慢跑。

我在早餐和晚餐時吃「黑芝麻豆渣餅」。

早上我完全不吃飯及任何的米食，只吃十個左右的「黑芝麻豆渣餅」，再配上一杯無糖紅茶。

「黑芝麻豆渣餅」因為含有豐富的植物纖維，所以吃了以後不會感到饑餓。

做我們美容業這一行的，根本就沒有固定的休息時間，只要客人上門，就算是中午時間也要工作，所以有時也就沒有時間吃飯。遇到這種狀況，我只好吃「黑芝麻豆渣餅」湊和一下。

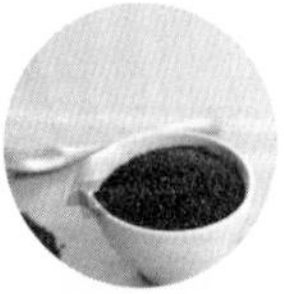

自從吃「黑芝麻豆渣餅」以後，排便的情形變得更順暢，每一天都能按時上大號。

至於我臉上「永不絕跡」的面皰，也變得愈來愈少。皮膚的新陳代謝變得很快速，連長年在我臉上的面皰疤痕也愈來愈淡後完全的消失。

有生以來，我的臉第一次稱得上漂亮。顧客們都異口同聲的問我：「妳用了什麼牌子的化妝品？」

其實，因為臉上容易長面皰，所以我從來不曾用過化妝品，只有在臉洗淨之後，塗抹少許化妝水而已。

大約經過二、三個月以後，我的體重減輕了五公斤。因為瘦了不少，裙子的腰圍鬆了好多。

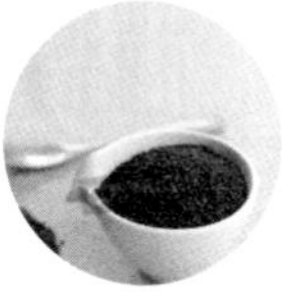

實例5——水桶腰變成細腰

從小我就有一雙修長的腿，以及一副均稱的身材，我一向以此為傲。所以一直喜歡穿能襯托出細腰的衣服，以及能強調美好身段的衣服。

我的身高有一六五公分，自高中時代就很窈窕，從來不曾超過五十公斤。最胖的紀錄也只有五十一公斤。

想不到，去年過完春節後，我因為吃喝過度，體重增加到五十八公斤。

我感覺好窩囊，很想減掉那些多出來的體重，恢復以前的窈窕，維護我「美腿小姐」的稱號，但卻發現困難重重。

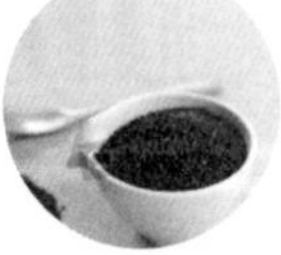

那時，我在電視公司當一名攝影助理，每天都要扛著攝影機跑新聞，生活作息非常的不規則。我以為跑新聞能夠減輕一些體重，誰知體重依然停留在五十七公斤。

我是在去年三月被調到攝影組，當攝影師的助手，因為工作時間不規則，所以沒有辦法管理自己的飲食。

我們通常在工作的空檔吃飯，因為跑新聞的關係，必須快速的解決，所以不能坐下來慢慢的吃，精神一直很緊繃，所以很難減重。

那時，有一位負責打掃的歐巴桑對我說：「邱小姐，如果妳想減重，妳可以試試吃『黑芝麻豆渣餅』。」

什麼是「黑芝麻豆渣餅」？第一次聽到有這一種餅乾，可是又不知道到哪兒買？

那一位歐巴桑笑著說：「邱小姐，那可不是外面在的餅乾呀！就算妳想買，也買不到……」

經過歐巴桑說明之後，我才知道，「黑芝麻豆渣餅」必須動手去做的減重餅乾！

可是，我工作這麼忙錄，哪有多餘的時間去做那種減重餅乾呢？

於是，我把腦筋動到我母親頭上。我請歐巴桑一一的說出必備的材料以及製做的步驟與方法，再仔細的寫下來，然後回家請母親幫我做餅乾。

母親一開始並不答應幫我做，不過在我死賴活纏之後，她終於答應幫我做「黑芝麻豆渣餅」。

有一天，我回家後，母親就把做好的減重餅乾交給了我。這

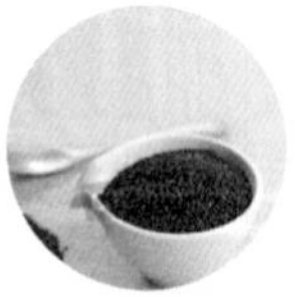

種餅乾聞起來有一股濃濃的芝麻香，吃起來也蠻可口的。不過需要一股咬勁。

我想起歐巴桑交代過一天至少有一餐不能吃飯，只能吃「黑芝麻豆渣餅」。

那一夜，我雖然相當的饑餓，可是我極力的忍住，吃了七、八個「黑芝麻豆渣餅」，再喝兩杯不加糖的紅茶，就這樣湊和過去啦！

我以為這樣的吃法，必定會在半夜因為饑餓而醒過來！萬萬想不到，到了我要上床時肚子還飽飽的，完全不覺得餓。

原來，我吃的「黑芝麻豆渣餅」含有很豐富的植物纖維，加上我喝下去的那兩杯紅茶，所以它在我的肚子裡膨脹開來，久久都不覺得餓。

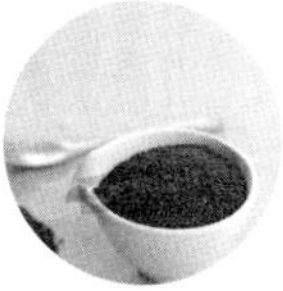

「黑芝麻豆渣餅」能減重的玄機就在此！

同時，我也有便秘的困擾。我很容易緊張，所以神經總是很緊繃，可能是這個原因，所以老是便秘。

自從被調到攝影組以後，我的便秘更嚴重了，甚至有五天不上大號的紀錄。

有時雖然能上大號，但上出來的糞便卻像兔子一般，形狀是顆粒狀，而且只有幾粒。

在吃過「黑芝麻豆渣餅」三天以後，那天早晨就被急促的便意催醒，奔進洗手間後，排出好多黑色的糞便，讓我嚇了一跳！

從這一天開始，我就完全擺脫便秘的困擾，每天都能夠按時上一次大號。

我都是在早餐時吃「黑芝麻豆渣餅」。中午如果肚子餓了也

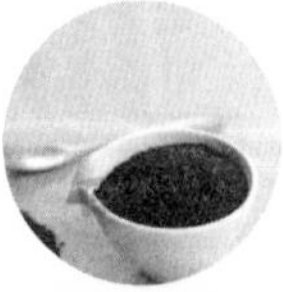

吃一些。因為吃下去以後肚子會感到飽飽的，所以下一餐的食量就會減少。

我每天大約吃五十到一百公克的「黑芝麻豆渣餅」。

很奇怪的是——便秘消除後，體重也逐漸的減輕。不到半年內，我就減輕了八公斤。

體重減輕後，我的水桶腰變成了細腰，又恢復以往「美腿小姐」的模樣。

而且，臉上的皮膚變得很好，不再長面皰。

女性常見的便秘，不僅會導致代謝的緩慢，容易變得肥胖，也會使皮膚產生問題。一開始，會長出面皰，持續一段時間之後，黑斑、雀斑也會跟著出現。

「黑芝麻豆渣餅」含有豐富的植物纖維，對便秘有神奇的緩解功效。所以也能解決黑斑等煩惱。

實例6——解除排便困難

我一生最大的苦惱就是排便的問題。說起來有些不好意思，這十多年來我最致力的一件事並非學業、事業，而是每天早晨的排便。

為此，我每天都必須在六點就起床。然後，在腦海裡想著——今天我要儘快的把「那東西」排泄出來。接下來就是喝八百CC的冷咖啡，然後帶著一份報紙，進入洗手間裡，開始蹲馬桶。

坐好以後，先閱讀第一版的國際與國內的大事，再來看看社會新聞，電影，廣告，等著「那該死的東西」出來。

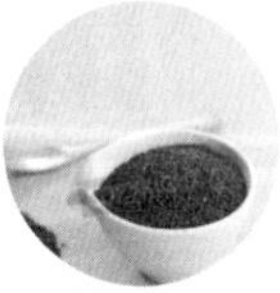

我雖然如此的努力，但最嚴重一次，曾長達二個小時「那該死的東西」還是不肯出來。

我每天那麼早起，就是想早一點把「那該死的東西」從肚子裡趕出去，但是它卻一直在刁難我。

所幸，我家有三套衛生設備，否則我的老婆和孩子們就完蛋了！

一旦錯過了請那「死東西」滾出去的機會，我將會非常的慘！因為日後的三、四個月裡都將無法順利排便。

有時，那種硬如鐵的「那該死的東西」，彷彿快要排出，但是由於硬如鋼鐵，它即使不滾蛋，卻也不會縮回去，就這樣一直卡在那兒，真是叫我求死不得，求生不能，好慘哪！

後來，經過朋友的介紹，我開始吃「黑芝麻豆渣餅」。

真是想不到吃了以後，半夜我就聽到肚子一陣雷鳴。

倉皇的奔進洗手間之後，一大堆那「該死的東西」就奔出我的體外，我真的喜極而泣。這以後，我仍然再接再厲的吃「黑芝麻豆渣餅」。

阿門！太好啦！從此以後，那「該死的東西」每天都會按時的滾出一次，再也沒有膽量作怪啦！

只要我坐在馬桶上面，「那該死的東西」就會倉皇的滾出去，我現在根本就不必再喝一大杯的冷咖啡！也不必在早晨六點鐘起床了。

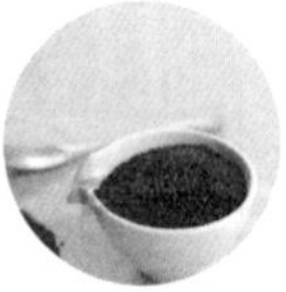

實例7——從罹患糖尿病的危機中解除

我從不吃蔬菜、水果這些自然食物，偏愛吃號稱「垃圾食物」的薯條、漢堡，而且一次就吃一大堆，所以變得很胖，一直被戲稱為「女豬公」。

不過，饞嘴的我一點也不在乎，仍然大吃垃圾食物。「吃是人生的一大樂事」，我理直氣壯的安慰自己。

有道是「樂極生悲」，在兩年前，我去參加公司的健康檢查時，醫生說我的尿裡有糖分！

這真是晴天霹靂，我一時愣住啦！

我的父親正是死於糖尿病，而我只有二十五歲，難道我也要

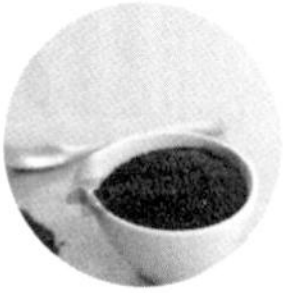

步上父親的後塵？

我認為現在應該是懸崖勒馬的時候，繼續饞嘴就得死，但是我可不願意年紀輕輕的就死去。

腦子裡雖然如此的想，但是我仍然不能完全的斷掉那些垃圾食物，說起來實在非常悲哀。

有一天，我到一個女同事家玩。那時我看到女同事的媽媽在吃一種好像很粗糙的餅乾。

我好奇的問她：「伯母，妳幹嘛，吃那種粗糙的餅乾？」她回答我說：「這是糖尿病人吃的餅乾，是一種健康食品，也可以用來減重呢！」

可以減重，又對糖尿病有好處？世界上有如此好的東西嗎？我有一些心動，於是請教伯母那種「黑芝麻豆渣餅」的做法與吃

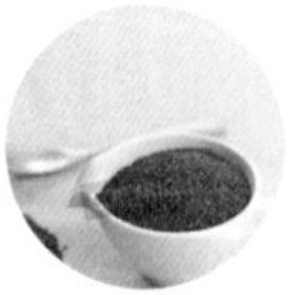

法。

回到家以後，我也做了一些「黑芝麻豆渣餅」。那種餅乾吃起來很脆，口感很不錯，有一股咬勁，非常適合我吃。

吃了「黑芝麻豆渣餅」以後，我就不想吃薯條、漢堡了。早餐時，我吃六、七個「黑芝麻豆渣餅」，不再吃其他的食物，甚至連牛奶也免了。

中午則吃一般的白米飯，加上一些蔬菜、魚肉，晚餐則吃半碗白米飯、魚、蔬菜，再加上二、三個「黑芝麻豆渣餅」。

這樣的吃法，肚子根本就不會感覺到饑餓。

以前，每一餐我都要吃二碗以上的白米飯，如今白米飯的量只有以前的一小半。

更奇怪的是，吃「黑芝麻豆渣餅」以後，我就完全的改變了飲食習慣。

我再也不想吃油膩以及味道重的食品，只想吃清淡自然的食品。

成功減重不挨餓

吃了「黑芝麻豆渣餅」大約經過三個月，我的身體狀況變得很好，工作起來也不容易感到疲勞。

我本來是油性皮膚，很容易長面皰。

不過，自從不吃薯條、雞排，而改吃「黑芝麻豆渣餅」以後，皮膚就開始發生變化。

往日油膩的皮膚不見了，變得細緻而光滑，面皰也不再長出

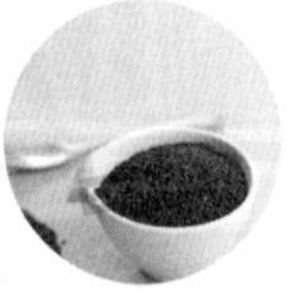

來。

我也不知道體重是從何時開始減輕。等到我察覺到衣服變鬆而去量體重時，赫然發現減輕了四公斤。此後體重又持續的減輕，半年後，總共減輕了八公斤。

因為我的體重是緩慢的減輕，所以我並沒有減很多體重的實際感。不過，我的親戚好友都說：「最近妳變漂亮了！再也不適合『女豬公』這個外號了。」

然後，我懷著恐懼的心理，又去接受一次的身體檢查。想不到醫生居然說「妳的尿中已經沒有糖分了。」

我很感謝介紹我吃「黑芝麻豆渣餅」的那一位伯母。

實例8——開始排汗排尿，瘦了十公斤

在去年的九月底，當我好不容易才穿上絲襪時，頓時心裡涼了半截，因為我肚子的贅肉，讓我無法彎腰，手伸不到腳尖。

我嚇了一大跳！去量體重時才知道已經胖到七十公斤（我的身高只有一五二公分）。

這幾年以來，我的血壓緩慢的升高。最高血壓為一六〇，最低血壓為一〇〇。因為血壓值偏高，醫生對我大皺眉頭說：「妳一定要減重！」

我忽視現實，使體重增加如此的多。但這時，我開始慌張了起來。

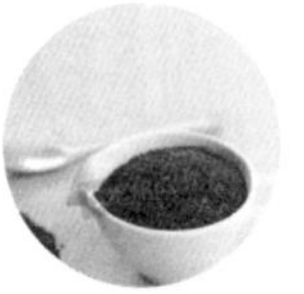

那時，有一位好心的女同事教我「黑芝麻豆渣餅」減重。我連「黑芝麻豆渣餅」這個名詞都沒聽過，但是為了減重，我只好虛心的請教她「黑芝麻豆渣餅」的做法與吃法。

我在晚餐時只吃六、七個「黑芝麻豆渣餅」，除此以外，不再吃任何的東西。

除了吃晚餐時不吃飯，我在午餐則正常的吃。早餐時吃七、八個「黑芝麻豆渣餅」，再加上一杯牛奶或者不加糖的紅茶。

如果在三餐以外的時間覺得饑餓，我會吃一、二個「黑芝麻豆渣餅」，再加上一杯紅茶。因為「黑芝麻豆渣餅」含有很豐富的植物纖維，再加上一杯紅茶，就很有飽足感，所以減重一點也不覺得辛苦。

更年期症狀也消失了

我吃了「黑芝麻豆渣餅」三天後，身體開始發生變化，那就是便秘獲得改善。

以前，我通常三到四天才上一次大號，嚴重時甚至一個星期都不上大號。

吃了「黑芝麻豆渣餅」才三天，一早就有便意，從此以後，便秘就不再來糾纏我了。

而且排尿量也增加了不少，每一次都能很順暢的排尿。這幾年來，有可能是受到更年期的影響，每一次排尿都有餘尿感，好像體內還有很多的尿還沒有被排掉似的，現在已經沒有這種感覺了。

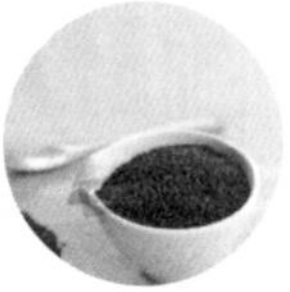

在還沒有吃「黑芝麻豆渣餅」以前，我不怎麼會流汗，所以夏天時感覺很躁熱。

如今，我已經跟一般人一樣會流汗，身體會散熱，所以也不會像以前一般感到躁熱。

就好像體內的老廢物不斷的被排出一般，水腫完全消失。

同時，血壓也下降到一三〇～八十五，已經進入了正常的範圍。

在吃「黑芝麻豆渣餅」三個星期後，我已經察覺到臉孔與頸部交界的脂肪消失了一些，凸出的小腹也縮進去了一些。連我自己都知道身上的脂肪持續的在消失。

實際上，我身體的變化已經可在數字上看出來。

每星期平均以一・三公斤的速度減重，在三個月內就減少了

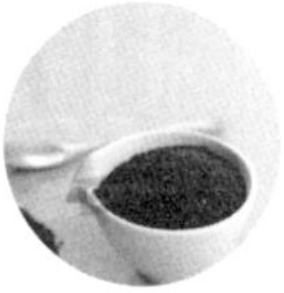

十公斤。

一些女同事都說：「妳變苗條了！」事實上，我仍然嫌自己胖了一些，所以還要持續的吃「黑芝麻豆渣餅」。

實例9——皮膚、體型都變得很好

我的大女兒在五年前，一直說身體很癢，有時候還會一面哭一面抓皮膚，大叫著「媽媽，我好癢！」

我看到她的皮膚都抓破了，流了不少血。我帶她去看醫生，醫生開給我一種藥膏抹皮膚。剛開始時效果還不錯，但是經過一段時間後就不管用了。

我只好又四處帶她去看皮膚科醫生，但是同樣的，一開始稍

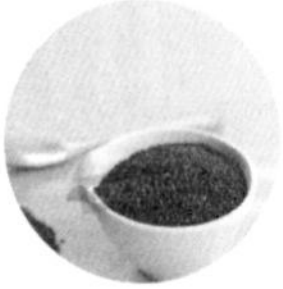

有效果，接著就不行了。

到了這種地步，我已經拿她的皮膚沒有辦法。在我感到灰心時，有一位好心人告訴我說「吃『黑芝麻豆渣餅』看看。」

這位好心人也教我「黑芝麻豆渣餅」的做法與吃法。

我經過好多次失敗後，才做成了「黑芝麻豆渣餅」，給大女兒吃了三個月，她就逐漸的不喊癢，也不再去抓皮膚。

不久後，大女兒的皮膚變得乾燥，接著又不斷的脫皮。在重複好幾次脫皮後，她的皮膚炎完全的痊癒，皮膚也變得很光滑。

之後我才放下一顆心。想不到，隔了不久之後，我的大女兒又喊皮膚癢，又抓出了血水。

我實在不知道怎麼辦才好。又帶大女兒去看醫生。醫生在問我一連串的問題後，才說：「妳的女兒不能吃青花魚，一旦吃青

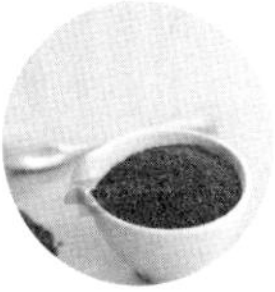

花魚，皮膚就會發癢。」

原來如此！

那時，我們偶爾會吃一次青花魚，真是想不到牠就是害大女兒的「兇手」。

這以後，我們就不再吃青花魚。我開始做「黑芝麻豆渣餅」給大女兒吃，不久後她的皮膚又好了。

我也陪著大女兒吃「黑芝麻豆渣餅」。

我吃這種餅乾並沒有任何的目的，只是想陪陪大女兒而已。

做夢也想不到，吃「黑芝麻豆渣餅」後，逐漸的在我身上發揮出減重的效果。在半年內，我本來六十公斤的體重，減輕到五十二公斤。

在吃了「黑芝麻豆渣餅」以後，我排便的情形變得良好，以

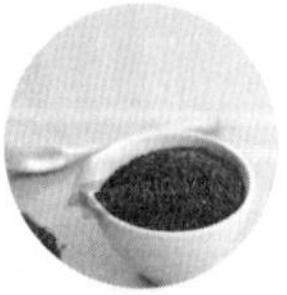

前最惱人的便秘完全的消失。

不僅如此而已，我的小腹本來凸出，那時也逐漸的收縮回去。

二、三個月以後，背部與臀部的贅肉也逐漸的消失。身體變得輕盈，做起家事來不容易感到疲倦。

同時，皮膚的狀況也變好了，本來長在我額頭以及兩頰的面皰也全消失了。

生了孩子以後，發胖的婦女確實很難瘦下來。不過，只要吃有益於身體的食物，身體就會逐漸回應，而使體重減輕，體型也變得更均稱。

為了達到這個目的，吃「黑芝麻豆渣餅」是最合適不過了。

如果你家裡有皮膚時常發癢的孩子，同時妳也想減重的話，不妨試試「黑芝麻豆渣餅」。

實例10——三天就減輕兩三公斤

緊實變瘦的招數

從國中開始，我就一直是胖胖的體型。到最近為止，我已經挑戰過各種減重法，可惜沒有一次成功。直到我吃「黑芝麻豆渣餅」才成功的減輕體重。

吃「黑芝麻豆渣餅」時，如果再同時喝一些茶水的話，由於「黑芝麻豆渣餅」本身含有豐富的植物纖維，所以它碰到水分時就會膨脹，能夠給人一種飽足感，一點也沒有節食的痛苦。

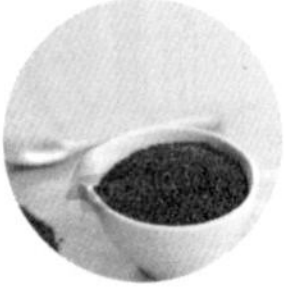

而且，效果出奇的棒！

我只吃了一天的「黑芝麻豆渣餅」，隔天早晨就減輕了半公斤。「這不可能是真的吧？是不是心理作用？」我問我自己。

但是第二天又減輕了一公斤半，這可不能再說成是心理作用了。過了第三天後，總共瘦了二公斤半。

我本來有一點便秘，平均每三天才上一次大號。可是自從吃了「黑芝麻豆渣餅」之後，每天都能夠按時上大號，排尿量也增加了不少。

我兩隻腳的浮腫也跟著消失了。

以前，每天黃昏下班的時候，我的一雙腳就會很腫，而且疼痛，走起路來有點吃力。

如今，這些現象也都不存在了。

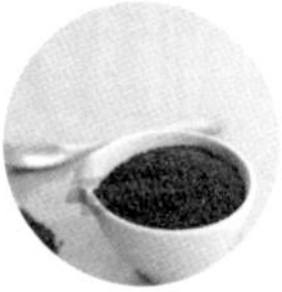

我自己照鏡子時，總覺得不止減輕三公斤。因為我的臉孔看起來小了很多，穿公司制服時也感覺腰部變得很寬鬆呢！我真的很高興！

公司裡的女同事看到我時都說「啊！這幾天妳瘦了不少。至少減輕了五公斤吧？」

看到了我的變化，公司的女同事們都開始吃起了「黑芝麻豆渣餅」。

她們在經過三天後，平均瘦了三公斤。

由此看來，如果想穿泳衣到海邊戲水的四天前，或者想緊急瘦身的人，不妨採取這種的方法減重。

因為實施這種的減重法，絕對不會覺得餓，也不必限制飲食，效果卻非常有效。

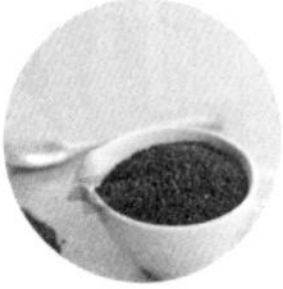

減重不復胖，變得不想吃油炸食物

對於自己的體型不滿意，甚至抱著低人一等這種想的人，一旦聽到吃什麼東西能夠快速有效的減重，必定會馬上的去實施，而且樂此不疲。

我也是屬於這一類的人。

在過去一段日子裡，我試過了很多種的減重方法。其中的一種是絕對不能吃米飯、麵包、麵等碳水化合物，這是一種最新的方法。

我實施這種方法之後，雖然在兩個月內減輕了八公斤，但生理期卻一來就滴滴答答不停止，身體常常覺得疲倦，甚至到外面走一圈的力氣也沒有。

最糟的是——我本來光滑的皮膚變差了！長了一臉難看的紅色疹子，又痛又癢，經過兩個月，又增胖了十公斤，真是得不償失。

這種過於激烈的減重方法最好不要使用，因為會損及身體，只有百害而無一益。

所以，當有人告訴我吃「黑芝麻豆渣餅」能夠確實的減輕體重及精神的壓力，又不會餓肚子時，我認為它是一種值得信賴的減重法。

本來，我離不開軟便劑，因為我有相當嚴重的便秘，但是在吃了「黑芝麻豆渣餅」後，再也不必服用軟便劑，每天都能夠順暢的排便。

而且，小便的次數與量都增多，不久後，臉孔的浮腫就消

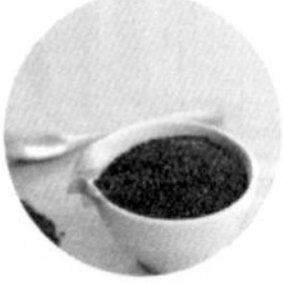

失，變成了一張瓜子臉。

在三天內，我減輕了三公斤的體重，腰圍也縮小了三公分。從此以後，我不敢吃油炸及味道重的食物，至於酒嘛……那就更不用說了。

國家圖書館出版品預行編目資料

黑芝麻食療養生：明眼補虛，通便解毒，調理
體質永不老 / 李鴻奇作. -- 初版. -- 新北市：
世茂, 2015.07
面；　公分. --（生活健康；B394）
ISBN 978-986-5779-86-3（平裝）

1. 食療　2. 芝麻

418.91　　104009321

生活健康 B394

黑芝麻食療養生：明眼補虛，通便解毒，調理體質永不老

作　　者／李鴻奇
主　　編／陳文君
責任編輯／張瑋之
出 版 者／世茂出版有限公司
負 責 人／簡泰雄
地　　址／（231）新北市新店區民生路 19 號 5 樓
電　　話／（02）2218-3277
傳　　真／（02）2218-3239（訂書專線）
（02）2218-7539
劃撥帳號／19911841
戶　　名／世茂出版有限公司　單次郵購總金額未滿 500 元（含），請加 50 元掛號費
世茂網站／www.coolbooks.com.tw
排版製版／辰皓國際出版製作有限公司
印　　刷／祥新印刷股份有限公司
初版一刷／2015 年 7 月

ＩＳＢＮ／978-986-5779-86-3
定　　價／250 元

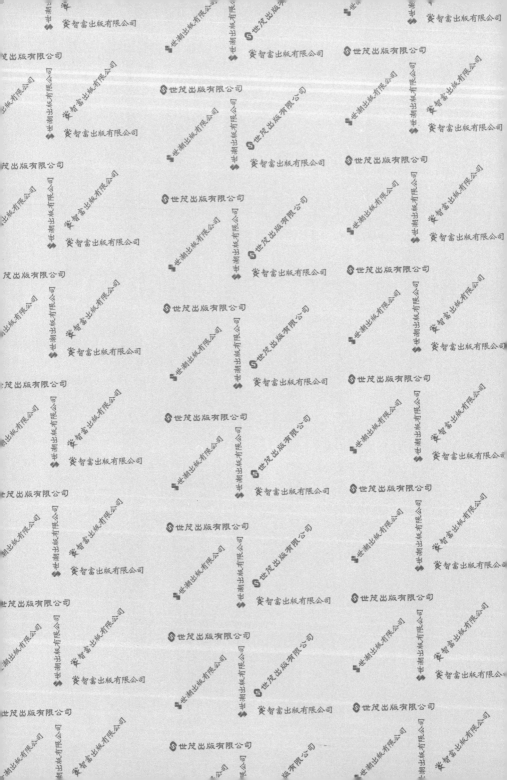